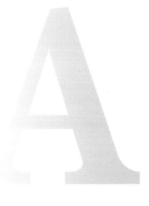

人工智能与肾脏疾病

Artificial Intelligence and Kidney Disease

主　编　刘章锁　张路霞

副主编　沈百荣　曾彩虹　刘新奎

编　者　（以姓氏笔画为序）

王　沛　郑州大学第一附属医院

任萍萍　浙江大学医学院附属第一医院

刘东伟　郑州大学第一附属医院

刘章锁　郑州大学第一附属医院

刘新奎　郑州大学第一附属医院

李荣山　山西医科大学第二医院

杨　扬　郑州大学第一附属医院

吴辉群　南通大学医学院

沈百荣　四川大学华西医院

张路霞　北京大学健康医疗大数据国家研究院

周晓霜　山西省人民医院

段家宇　郑州大学第一附属医院

洪申达　北京大学健康医疗大数据国家研究院

董建成　南通大学医学院

曾彩虹　中国人民解放军东部战区总医院

秘　书　潘少康　李广普

人民卫生出版社

·北京·

图书在版编目（CIP）数据

人工智能与肾脏疾病 / 刘章锁，张路霞主编.
北京 ：人民卫生出版社，2024. 7. -- ISBN 978-7-117
-36631-1

Ⅰ. R692-39

中国国家版本馆 CIP 数据核字第 202462R4A7 号

人卫智网	www.ipmph.com	医学教育、学术、考试、健康， 购书智慧智能综合服务平台
人卫官网	www.pmph.com	人卫官方资讯发布平台

人工智能与肾脏疾病

Rengong Zhineng yu Shenzang Jibing

主　　编：刘章锁　　张路霞
出版发行：人民卫生出版社（中继线 010-59780011）
地　　址：北京市朝阳区潘家园南里 19 号
邮　　编：100021
E - mail：pmph @ pmph.com
购书热线：010-59787592　010-59787584　010-65264830
印　　刷：北京顶佳世纪印刷有限公司
经　　销：新华书店
开　　本：710×1000　1/16　　印张：9　　插页：4
字　　数：116 千字
版　　次：2024 年 7 月第 1 版
印　　次：2024 年 9 月第 1 次印刷
标准书号：ISBN 978-7-117-36631-1
定　　价：79.00 元

打击盗版举报电话：010-59787491　E-mail：WQ @ pmph.com
质量问题联系电话：010-59787234　E-mail：zhiliang @ pmph.com
数字融合服务电话：4001118166　　E-mail：zengzhi @ pmph.com

主编简介

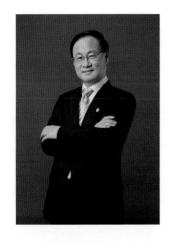

刘章锁

教授，医学博士，主任医师，博士生导师。中原学者、国家教学名师、全国优秀科技工作者、享受国务院政府特殊津贴专家、国家卫生计生突出贡献中青年专家。

现任郑州大学第一附属医院河南省肾脏病研究中心主任、郑州大学肾脏病研究所所长。兼任中华医学会医学信息学分会第九届主任委员、中国研究型医院学会肾脏病学专业委员会首届主任委员、河南省医学会第十一届理事会副会长、河南省研究型医院学会首届会长等职务。

先后主持国家自然科学基金联合重点项目、区域创新发展联合基金、国家自然科学基金面上项目，国家重点研发计划重点专项课题及河南省重大公益专项等 50 余项。发表论文 500 余篇，其中 SCI 收录近 200 篇。主编《医院信息系统》《内科学》(英文版)、《危重急症血液净化治疗学》、河南省医学会"叩问疾病揭秘健康医学科普丛书"和《糖尿病肾病健康管理策略》，副主编《肾内科学》(第 3 版)。

牵头创立并担任 *Diabetic Nephropathy* 杂志主编，主持和参与指南共识制订 20 余项。授权发明专利 3 项、计算机软件著作权 2 项，荣获河南省科学技术进步奖一等奖 1 项、二等奖 5 项。荣获教育部"课程思政教学名师"，带领团队荣获"课程思政教学团队"，牵头执教的内科学课程获批"课程思政示范课程"。执行主编"肾脏病科普丛书"荣获 2017 年国家科学技术进步奖二等奖。

人工智能与
肾脏疾病

Artificial Intelligence
and
Kidney Disease

主编简介

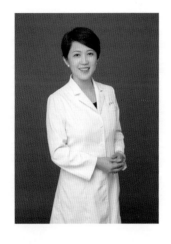

张路霞

教授，博士生导师。北京大学健康医疗大数据国家研究院副院长，北京大学第一医院主任医师，国家杰出青年科学基金获得者，科技部国家重点研发计划首席科学家。

2004 年于北京大学获医学博士学位，2010 年于美国哈佛大学获公共卫生硕士学位。主要研究领域：重大疾病的防控管理研究。先后就我国慢性肾脏病的疾病负担、危险因素及一体化防控展开了若干国内领先、国际先进的科研工作；近年致力于开展健康医疗大数据在重大疾病防控管理领域的研究。迄今在 *The New England Journal of Medicine*，*The Lancet* 和 *The BMJ* 等国际顶级期刊发表研究论文百余篇，出版中文专著 5 部。入选 2020 年和 2021 年斯坦福大学"全球前 2% 顶尖科学家"榜单和爱思唯尔"中国高被引学者"榜单。

现任 *Science* 合作期刊 *Health Data Science* 副主编，*The Lancet Digital Health* 国际咨询委员会委员，*Clinical Journal of the American Society of Nephrology* 编委，*American Journal of Kidney Diseases* 编委。担任中国医院协会健康医疗大数据应用管理专业委员会首届副主任委员兼秘书长；中国医疗保健国际交流促进会健康数据与数字医学分会首届副主任委员兼秘书长；中华预防医学会肾脏病预防与控制专业委员会首届副主任委员兼秘书长。

AI

人工智能与
肾脏疾病

Artificial Intelligence
and
Kidney Disease

前　言

这是一个复兴的时代，这是一个发现的时代，这是一个人工智能的时代。

从概念的提出至今，人工智能已历经近七十年变迁。从最早期的电子数值积分计算机，发展到今天的大数据、云计算、智能机器人。人工智能发展进入了史上的第三次热潮。2022年初，人民智库和中国人工智能产业发展联盟共同发布了2021年度全球十大人工智能治理事件，人工智能在北京冬奥会大显神通。

本书作者站在临床医学发展的角度，从人工智能在临床医疗工作中的应用，到临床与基础研究，探究了人工智能如何深入医疗领域各个角落，包括智慧医疗、智慧管理和智慧服务的"三驾马车"。进一步结合专业特点，重点介绍了人工智能在肾脏疾病风险评估、辅助诊断、精准治疗、预后评估的应用进展，也介绍了人工智能推动肾脏疾病临床与基础创新研究，实现里程碑式进展。

全书共包括五章，以人工智能的基础知识为引，以人工智能与肾脏疾病为内容主体，涵盖了人工智能在医学研究、医学图像、疾病监测、智慧医院中的应用，以及对未来技术的展望等多方面内容。旨在让应用人工智能技术开展科学研究的医务工作者、研究生，抑或是有意了解本领域研究进展的热心读者，在阅读本书后有所收获。

本书编者团队包括了诸多临床医学专家和信息学专家。全书内容紧扣人工智能与肾脏疾病交叉学科。既有理论探讨，又有实践论证；既有基础研究，又有临床转化，旨在把现有开发应用及前景广泛的人工智能助力肾脏疾病研究进展的知识与技术以飨读者。诚望能为医者带来获益，为患者带来福祉。但由于时间仓促，专业水平有限，可能存在纰漏或错误，敬请广大读者批评指正！

2024 年 7 月 12 日

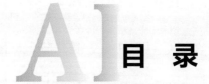

目 录

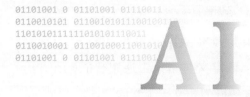
人工智能的基础知识

第一节　人工智能的起源与发展

一、人工智能的起源与定义

人工智能（artificial intelligence，AI）的起源可以追溯到 20 世纪 50 年代，当时科学家们一直在研究如何使机器能够模拟人类的智能行为。在过去的几十年中，人工智能经历了多次发展和突破，如专家系统、机器学习、深度学习等。1956 年，McCarthy、Minsky 等科学家在美国达特茅斯学院开会研讨"如何用机器模拟人的智能"，首次提出"人工智能"这一概念，标志着人工智能学科的诞生。

人工智能是指模拟人类智能的理论、方法、技术及应用系统，通过计算机和其他技术手段来实现。人工智能的定义有多种角度和层面。历史上，不同的学者曾给出不同的定义。如 Simon 提出："人工智能的研究是关于如何使计算机做那些目前人类能做得更好的事情。"Turing 则认为："如果一台机器能够通过与人类进行对话，使人类无法分辨出机器和人类的区别，那么这台机器就可以被认为具有智能。"著名的未来学家和工程师库兹韦尔在他著作《奇点临近》中将人工智能定义为"使机器能够表现出类似于人类智能的特征和行为的技术"。Russell 和 Norvig 则认为："人工智能是一种使计算机能够执行需要人智能行为的方法。"根据斯坦福

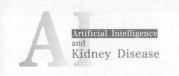

大学 AI 100 项目给出的定义,人工智能是一种广义能力,使得数字计算机能够以人类为中心开展活动、识别对象、理解语言并采取适当行动、做出决策,以及提供专业建议等。该定义包括人工通用智能(artificial general intelligence,AGI)及特定领域的狭义人工智能(artificial narrow intelligence,ANI)。总之,人工智能是计算机科学的分支领域,旨在开发能够模拟和表现人类智能的技术和系统。这些系统具备感知、理解、推理、学习、决策、规划和交互等能力,能够通过学习算法和大数据来完成各种任务,并与人类进行自然和智能的交互。它涉及对人类智能的理解、模拟和仿真,以及实现人类智能功能的计算机系统。

二、人工智能的发展与趋势

人工智能的发展经历了多个阶段,以下是一些比较重要的发展历程和里程碑事件。

(一)萌芽时代(1943 年—1958 年)

在这个阶段,人工智能的研究主要集中在如何使用机器来模拟人类的思考方式。早在 1943 年,美国心理学家 McCulloch 和数学家 Pitts 联合提出了形似神经元的数学模型,即经典的 M-P 模型,奠定了人工智能研究的基础。1956 年,达特茅斯会议在美国新罕布什尔州召开,标志着人工智能研究的开端。1958 年,Rosenblatt 提出了最早的感知器模型,该模型是一种单层神经网络模型,由多个输入节点和一个输出节点组成。它的主要理论是通过模拟人脑的结构和工作模式使机器具有类似人类的智能,调整连接权重来实现对输入数据的分类。其后,Widrow 和 Hoff 等学者又提出了自适应线性神经元(adaptive linear element,ADALINE)模型,该模型是感知器模型的一个扩展。与传统感知器模型不同的是,ADALINE 模型引入了连续的激活函数,使得它能够处理更复杂的输入数据。ADALINE 模型通过最小化误差平方和来训练模型,利用梯度下降算法不断调整连接权重,使得模型能够更准确地对输入数据进行分类,为后续人工神经网络(artificial neural network,ANN)技术奠定了基础。

(二)知识表示与专家系统时代(1950年—1985年)

从20世纪50年代开始,人工智能研究主要基于符号逻辑和符号推理的方法。在这个阶段,人工智能的研究开始将重点放在如何将人类知识和经验转化为计算机程序的形式。专家系统是一种基于计算机技术和人工智能算法的智能决策支持系统,旨在模拟人类专家的知识和经验,帮助用户解决复杂的问题。1964年,世界上第一个专家系统 Dendral 诞生,采用专家系统技术来解决化学分析有机化合物的质谱数据问题,成为人工智能在实际应用中的成功典范。1971年,Shank 和 Abelson 提出了脚本(script)概念,奠定了人工智能研究中的语义基础。1980年,MYCIN 专家系统发布,用于诊断和治疗细菌感染。1985年,决策树算法 ID3(iterative dichotomiser 3)成为专家系统中常用的知识表示和推理方法之一。

(三)连接主义与统计学习时代(1960年—1999年)

二十世纪六七十年代是 ANN 发展的低谷期,直到1982年加州大学物理学家 Hopfield 提出了 Hopfield 网络模型并用电路实现,ANN 的研究重新进入了兴盛时期。其中,反向传播算法是一种用于训练 ANN 的方法,它基于梯度下降优化算法,通过计算输出层和隐藏层之间的误差,然后将该误差通过链式法则逆向传播到前面的层,从而计算并更新网络中的权重。通过多次迭代训练,不断调整权重和偏置,使得神经网络能够逐渐学习到输入与输出之间的映射关系。在这个阶段,人工智能的研究开始注重模拟神经系统的结构和功能,以构建更加复杂和智能的系统。

与神经网络的发展相似,这个阶段也是统计学习发展的重要阶段。统计学习是指从数据中学习模型或模式;通过学习得到的模型或模式可以用来进行预测、分类、聚类等任务。20世纪60年代,Markov 和 Viterbi

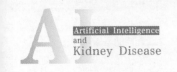

等人提出了马尔可夫链和 Viterbi 算法,为统计学习提供了重要的理论基础。20 世纪 70 年代,David Cox 等人引入了逻辑回归模型,为二分类问题提供了一种有效的统计学习方法。20 世纪 90 年代,Vladimir Vapnik 等人提出了支持向量机(support vector machines,SVM),这是一种强大的分类和回归方法,具有较好的泛化性能。这个阶段,IBM 公司开发的国际象棋计算机 Deep Blue 因击败当时世界冠军加里·卡斯帕罗夫的一局比赛而声名远扬。Deep Blue 的核心算法采用了极大极小搜索算法(minimax search)和 Alpha-Beta 剪枝技术,以及启发式评估函数。这些算法和技术使得 Deep Blue 能够在有限时间内搜索可能的走法,并评估每一种走法的优劣。Deep Blue 的胜利对于人工智能的发展有着重要的意义,它展示了计算机在某些领域可以超越人类大师的能力,同时也推动了计算机博弈领域的研究与发展。

(四)深度学习时代(1980 年—2017 年)

20 世纪 80 年代,日本学者福冈雅夫提出神经认知机(neocognitron)、离散认知机(cognitron)。1983 年,引入了卷积层和子采样层概念,形成了 CNN 的基础。1998 年,LeCun 提出第一个成功应用于实际问题的 CNN 模型 LeNet-5。LeNet-5 在手写数字识别任务上取得了很好的性能,迅速获得了关注。从 21 世纪开始,深度学习成为人工智能领域的重要研究方向。深度学习通过构建多层的神经网络模型,实现了更深层次的特征提取和表示学习。随着计算机硬件性能和数据量的不断提高,深度学习也逐渐成为人工智能研究的主流方法。2006 年,Hinton 等人提出了深度信念网络(deep belief network,DBN),用多个堆叠的受限玻尔兹曼机(restricted Boltzmann machine,RBM)组成的网络通过逐层贪心训练方式进行训练,然后通过反向传播算法进行微调。DBN 在图像识别、语音识别和自然语言处理等任务中取得了显著成果,为深度学习的发展奠定了基础。Bengio 教授在深度学习中通过因果推理实现理解模型内部机制,提高模型的可解释性和泛化能力。2009 年，斯坦福大学李飞飞教授团队发布了包含超过 1 400 万张图片的大规模图像数据库 ImageNet，为深度学习在计算机视觉领域的应用带来了革命性变化。2012 年，Krizhevsky 等人发明了深度 CNN 模型 AlexNet 并在 ImageNet 图像分类竞赛上取得显著突破，引发了深度学习的复兴。2014 年，谷歌的 VGGNet 模型通过增加网络的深度进一步提高了图像分类性能。2015 年，微软的 ResNet 模型引入了残差连接（residual connection）概念，解决了深层网络难以训练的问题。同年，DeepMind 发明的 AlphaGo 首次与欧洲围棋冠军樊麾进行了一系列对局，并以 5 : 0 完胜。2016 年，AlphaGo 在与世界围棋冠军李世石进行五局三胜的对决中获胜。AlphaGo 背后的关键技术是融合了深度神经网络和蒙特卡洛树搜索的强化学习算法。深度神经网络用于学习对局中的状态评估和着法选择，而蒙特卡洛树搜索则用于优化搜索的效率和深度。通过学习数百万局在线对弈记录，AlphaGo 能够从先验知识和自我对弈中不断优化自己的棋艺。2017 年，DeepMind 公司发布了 AlphaZero，通过将深度神经网络和蒙特卡洛树搜索进一步结合和优化进一步发展了 AlphaGo，实现无须任何人工输入，仅通过自我对弈学习，从零开始学会下围棋和象棋，并且在多个领域的对弈中完胜传统计算机程序。

20 世纪 80 年代初，受 Sathasivam 在 1982 年提出的霍普菲尔德网络所启发，循环神经网络（recurrent neural network，RNN）被发明出来，该网络结构具有反馈连接的神经网络，专门用于处理序列数据。RNN 具有一种记忆能力，可以根据之前的输入来影响当前的输出，因此在处理时序数据方面具有很强的能力。RNN 的历史最早可以追溯到一种被称为递归神经网络（recursive neural network）的循环神经网络模型。递归神经网络是一种将自己的输出作为下一时刻的输入进行递归的网络结构。然而，递归神经网络在实际应用中面临着梯度消失和梯度爆炸等问题。

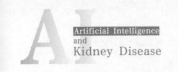

1993 年,长短期记忆网络(long short-term memory,LSTM)通过引入门控机制,通过输入门、遗忘门和输出门控制信息流动,可以有效地捕捉长期依赖关系,并且能够在处理长序列数据时更好地控制梯度流动从而解决梯度消失和梯度爆炸问题。随着深度学习的发展,2014 年提出的门控循环单元(gated recurrent unit,GRU)成为 RNN 的另一个重要变种。GRU 与 LSTM 类似,都引入了门控机制,但简化了 LSTM 的结构。相对于 LSTM,GRU 只有两个门,即重置门和更新门,简化了参数结构,更易于训练。在 RNN 的发展过程中,还出现了很多其他的变种和改进。例如,针对 RNN 中的梯度消失问题,提出了梯度裁剪技术和残差连接技术;针对处理长序列数据的效率问题,提出了时序注意力机制;针对生成序列数据的任务,提出了基于 RNN 的生成模型,如序列到序列(sequence-to-sequence,Seq2Seq)模型等,为序列数据处理问题提供了强大的工具。RNN 的不断改进和应用推动自然语言处理、语音识别、机器翻译等领域的广泛应用。

(五)大模型时代(2017 年至今)

近年来,由于深度学习的空前普及和成功以及计算机算力的提高,深度学习的模型参数愈加庞大,参数规模逐步提升至千亿、万亿,同时用于训练的数据量级也显著提升,带来了模型能力的提高,出现了大型预训练模型。2017 年,Vaswani 等人首次提出 Transformer 模型,标志着自然语言处理从深度学习时代开始向预训练大模型时代过渡。该模型将注意力机制引入神经网络模型,是一种基于注意力机制的序列到序列模型,在自然语言处理领域如机器翻译等自然语言处理任务中取得了非常优秀的效果,并成为许多其他任务的基础。2018 年,OpenAI 发布了基于 Transformer 模型的生成式预训练模型(generative pre-trained transformer,GPT)的初始版本(GPT-1),该模型训练参数量达 1.17 亿个,数据库规模为 5GB,通过将其应用于无监督学习任务,如语言模型预训练,实现了令人印象深刻的生成能力。2019年,GPT-2模型在GPT-1基础上进行了扩展和改进,训练参数量为15亿个,数据库规模为40GB,可以生成更长、更具连贯性的文本。2020年,OpenAI发布了GPT的第三个版本(GPT-3),训练参数量飞跃至1 750亿个,数据库规模达到45TB,可以用于诸多任务,例如生成文章、自动回答问题、机器翻译等。2023年3月,第四代GPT(GPT-4)诞生,GPT-4比以往任何时候都更具创造性和协作性,在自然语言处理领域取得了巨大的成功。除了语言模型,视觉大模型等其他模态的大模型研究,也开始逐步受到重视。进一步地,单模态的大模型被统一整合起来,模拟人脑多模态感知的大模型出现,推动了人工智能从感知到认知的发展。

随着大数据时代信息技术的发展,人类社会、数字空间和物理空间之间的界限逐渐模糊。现在,我们已经进入了一个新的空间,其中人类、机器和事物紧密融合。社会系统、信息系统和物理环境构成了一个动态耦合的大系统,在这个系统中,人、机器和事物以高度复杂的方式整合和互动,这为未来新计算技术和应用场景的发展和创新提供了推动力。人工智能在大模型后的发展展望是一个备受关注的话题。这些大模型在自然语言处理、图像识别、语音识别等领域取得了令人瞩目的成果。然而,大模型也面临一些挑战和限制。首先,大模型需要大量的计算资源和存储空间,超出了一般计算机和服务器的承载能力。其次,大模型的训练时间长,可能需要数周甚至数月的时间才能完成训练。最后,大模型也容易出现过拟合问题,导致泛化能力不佳。针对这些问题,人工智能在大模型后的发展展望主要包括以下几个方面。

1. 模型压缩与加速 研究人员致力于开发模型压缩和加速算法,以减少大模型的计算和存储需求。这些算法可以通过剪枝、量化、低秩分解等技术,实现模型的精简和优化。

2. 分布式训练 大模型的训练时间长,可以通过分布式训练的方

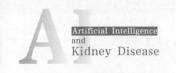

式,将任务分解为多个子任务并行处理,加快训练速度。分布式训练还可以利用多台计算机的计算资源,解决大模型的计算需求问题。

3. 多模态学习　大模型通常只针对特定的任务进行设计和训练,而现实世界中的信息往往是多模态的,包括图像、语音、文本等多种形式。未来的发展趋势是将多模态数据结合起来,设计更加通用和综合的大模型。

4. 迁移学习和联邦学习　迁移学习和联邦学习是两种将已有知识迁移到新任务中的学习方法。针对训练样本稀缺的情况,迁移学习可以通过利用从一个任务学到的知识来改善在另一个相关任务上的学习性能,提高模型泛化能力,同时可以加快模型训练速度。在数据隐私的背景下,联邦学习是一种分布式机器学习方法,其中多个参与方在不共享敏感数据的情况下进行模型的训练。联邦学习具有隐私保护和数据安全的优势,适用于涉及敏感数据的任务。

另外,大模型生成的内容在给人们工作带来便利的同时,也给网络原创内容的著作权保护带来了新的风险与挑战。人工智能模型的滥用行为不仅侵害了原创作者的合法权益,还扰乱了正常的网络内容创作生态,更增加了对人工智能编创行为进行认定的难度。对此,各国政府相继出台了相关的监管制度,如美国众议院提出的《深度伪造责任法案》、欧盟的《通用数据保护条例》等。业界已尝试引入智能侵权检测算法作为预防和解决著作权纠纷的辅助机制,如 YouTube 的自动化著作侵权检测和处理系统、中国版权协会版权监测中心采用的版权内容指纹特征比对技术等。除此之外,人工智能的快速发展也带来了一系列新的伦理和社会问题,如人工智能的道德问题、就业和社会结构的变化等。

总之,我们在将人工智能用于解决日常生活问题的同时,还需要结合人类的专业知识、理论和伦理,实现对模型更深入的分析和合理应用。人工智能模型的发展需要大量数据、算力和专业知识的支持,这些也是人工智能时代发展的重要方向。在未来，人工智能的发展需要与伦理学和社会科学等领域紧密结合，以实现可持续和人性化发展。

（吴辉群，董建成）

主要参考文献

[1] TURING A M. Computing machinery and intelligence[J]. Creative Computing, 1980, 6(1): 44–53.

[2] BUCHANAN B G, FEIGENBAUM E A. DENDRAL and meta–DENDRAL: their applications dimension[M]//Readings in artificial intelligence. San Francisco: Morgan Kaufmann, 1981: 313–322.

[3] SAIN S R. The nature of statistical learning theory[J]. Technometrics, 1996, 38(4): 409.

[4] RUMELHART D E, HINTON G E, WILLIAMS R J. Learning representations by back–propagating errors[J]. Nature, 1986, 323(6088): 533–536.

[5] CAMPBELL M, HOANE JR A J, HSU F. Deep blue[J]. Artificial Intelligence, 2002, 134(1/2): 57–83.

[6] SILVER D, HUANG A, MADDISON C J, et al. Mastering the game of go with deep neural networks and tree search[J]. Nature, 2016, 529(7587): 484–489.

[7] SILVER D, SCHRITTWIESER J, SIMONYAN K, et al. Mastering the game of go without human knowledge[J]. Nature, 2017, 550(7676): 354–359.

[8] VASWANI A, SHAZEER N, PARMAR N, et al. Attention is all you need[C]// Advances in neural information processing systems. San Francisco: Morgan Kaufmann, 2017: 30.

[9] RADFORD A, WU J, CHILD R, et al. Language models are unsupervised multitask learners[J]. OpenAI Blog, 2019, 1(8): 9.

[10] LI T, SAHU A K, TALWALKAR A, et al. Federated learning: challenges, methods, and future directions[J]. IEEE Signal Processing Magazine, 2020, 37(3): 50–60.

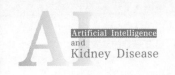

第二节　人工智能的地位与应用

现如今的人工智能已不再是曾经大众对未来科学和高科技发展成就的一种畅想,而成为切实可以触及和感知的生活模式、生产力工具,甚至是展望未来的一块全新跳板。从宏观角度来看,许多国家将人工智能的技术研发与产品应用列为重点战略发展方向。

2019 年,美国时任总统唐纳德·特朗普签署了 13859 号行政命令,当局正式对外发布了《美国人工智能倡议》。这项政令一方面倡议联邦政府在制定年度预算过程中,应当将人工智能研发列为优先考虑项目,同时还提出了要确保美国在制定人工智能技术标准方面应处于全球领先地位。从这一细节可以看出,在人工智能技术逐渐铺开,辐射人数愈发广泛的今天,仅在技术开发层面领先已经不足以应对发展的洪流,而确保率先制定行业标准,并将其全球化推广,才能够尽快在浪潮中站稳脚跟。

在随后美国当局出台的《国家人工智能研发战略计划:2019 年更新》中,对 13859 号政令做出了充分响应。该计划在 2016 年的战略计划基础之上,结合了 2016 年至 2019 年间美国本土和国际上针对人工智能技术与发展所产出的新成果,以及未来发展的全新趋势等,制定了八个方面的重点战略,包括"长期投资人工智能研发""开发有效的人工智能协作方法""理解并解决人工智能应用引发的伦理、法律和社会问题""确保人工智能系统的安全性""为人工智能系统的训练和测试研发可共享的公共数据集""为衡量和评估人工智能技术制定标准和基准""充分了解人工智能研发人员的实际需求"和"扩大公私合作伙伴关系,推进人工智能前沿技术发展"。

本项计划的八个方面表现出了美国当局对人工智能技术发展的重视,计划安排全面覆盖了研发周期长、数据需求量大、资金投入高,以及伦理和安全性等全周期问题。从这一点可以看出,即便是科技发展在全球领先的发达国家,也依然要以稳健且扎实的战略模式来逐渐推动人工智能技术的发展。

为促进人工智能发展,我国同样制定并出台了一系列支持政策,包括资金投入、科研机构建设、人才培养等方面,为人工智能产业的快速发展提供了有力保障。相较美国的 2019 年国家战略计划,我国早在 2017 年,国务院就印发了《新一代人工智能发展规划》(国发〔2017〕35 号),明确了三步走战略。

发展的第一步,预计在 2020 年,将我国人工智能总体技术和应用发展至世界先进水平。同时,将人工智能产业作为我国新的重要经济增长点,并将人工智能技术作为改善民生的一种全新途径。发展的第二步,预计在 2025 年,我国的人工智能在基础理论方面实现重大突破,将部分技术与应用发展至世界领先水平,同时智能社会建设取得积极进展。发展的第三步,也是核心的一步,在 2030 年,将我国人工智能理论、技术与应用发展至世界领先水平,我国成为世界主要人工智能创新中心,智能经济、智能社会取得明显成效,为跻身创新型国家前列和经济强国奠定重要基础。

国家层面的发展战略计划,其底层逻辑离不开"以人为本"的国计民生。从个体层面来说,人工智能的发展和技术的广泛应用所带来的众多利好与不足,也影响到每个人生活的点点滴滴。

首先,在个体化体验方面,基于大数据迭代测算的推荐系统,可以让每个人都能够享受更加贴近个人喜好的个性化产品和服务。例如,智能推荐系统可以根据个人的兴趣和偏好,为其提供个性化音乐、电影、商品等;智能助理,主要通过语音交互方式,可以根据个人需求提供个性化助手服务。

推荐系统的早期应用场景更多是服务商家。以电商平台为例,根据用户的搜索内容,电商平台在展示与其搜索内容匹配的商品同时,"预测"

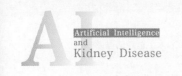

用户在购买该商品后,会想要搭配购买的其他商品;或在搜索结果页面,不直接将用户所需商品完全展示,转而推荐功能类似但利润更高的商品。在网页的贴片广告中,推荐系统则会通过对用户所浏览的网页内容加以分析,实时更新贴片广告的内容。例如,某一用户连续在搜索引擎查询人工智能技术发展相关新闻与报道,推荐系统即会"猜想"用户需求,继而在贴片广告中投放人工智能相关知识书籍或付费课程等。

然而,这种盈利模式往往会使用户好感度下降,进而失去用户黏度,商家也会因此损失收益。因此,全新一代的推荐系统则表现为更加"为用户着想"。如前所述,推荐系统通过收集用户喜好,可以较为精准推荐音乐、电影、短视频等影音娱乐内容。尤其随着各大短视频平台的飞速崛起,在全球范围内均覆盖了极大体量的用户群。而具有自我学习提升能力的推荐系统,则可以随着用户使用时间的增长而进一步发展为"精准推荐系统"。这不仅极大增加了用户对于软件的黏度,也从娱乐的角度降低了使用者对于传统广告的反感程度,实现了一定意义上的"双赢"。

其次,在医疗和保健方面,人工智能的作用分别体现在对医务工作者临床诊疗工作的辅助和对患者的健康监测与预警。本书将在其他章节详述人工智能对医务工作者的辅助作用,在此不再过多介绍。而对患者的健康监测与预警,则是近年来人工智能崭露头角的一个应用领域。

以智能可穿戴设备为例,目前应用最为广泛的应当是智能手环和智能手表。智能手环将柔性手环(多为软性橡胶材质)和嵌入式传感器相结合,可监测使用者的心率、步数、睡眠质量等健康指标,和智能手机中的对应软件配合使用,即可进行指标存储与分析、数据对比与展示等。而智能手表则在手环的基础上,通过更高级的硬件,实现更多的功能,具有更丰富的显示界面。不仅可以监测健康指标,如心率、血压、血氧饱和度,还可以接收通知、控制手机、导航等。我国某知名品牌所开发的最新一代智能手表,甚至增加了无创监测使用者血糖的功能。虽然该功能目前仍处于试用和探索阶段，但也在一定程度上反映了手环类可穿戴设备的发展趋势。

心率胸带则是另一种技术较为成熟的智能可穿戴设备。心率胸带的带子通常由柔软、弹性材料制成，可以围绕胸部准确地贴合身体。带子通常可调节，以适应不同胸围的使用者。心率胸带的核心部分是心率传感器，通常位于带子前部的中心位置。心率传感器使用不同的技术来测量心率，包括电接触传感器、光学传感器和心电图传感器等。较为传统的是电接触传感器，其通过检测皮肤表面的电信号来测量心率。这种传感器通常使用湿润的电极与皮肤接触，感知心脏电信号的变化，并将其转化为心率数据。光学传感器则通过光源和光敏元件来测量心率。它们通过照射皮肤，并测量反射光的变化来检测心率。光学传感器通常使用LED 光源和光电元件，可以实时监测心脏搏动。心电图传感器能够提供相对准确和详细的心率数据，使用电极贴片或胸带上的传感器来记录心脏电活动，并将数据转化为心率。

目前，我国的科研团队已开发出使用心电图传感器的相关可穿戴设备。将心率胸带所监测到的实时心率通过蓝牙或 ANT+ 技术（类似于蓝牙的一种信息传输技术）与手机等设备进行连接，数据通过网络上传至云端服务器，然后经过深度学习模型对数据进行解构和预测分析，可以较好预警心肌梗死的发生。不过该类产品目前并未投入量产，仍处于前期测试阶段。同时，因心电数据的数据"噪声"较多，所以在模型开发过程中，仍有不少难题需要攻克。

在教育和学习方面，人工智能技术同样提供了诸多新的可能。以个性化教育平台为例，个性化教育平台的主要目标就是根据学生的学习特点和进度，为其提供定制化学习内容和反馈。这样的平台利用人工智能和数据分析等技术，收集和分析学生的学习数据，以更好地满足他们的个性化学习需求。

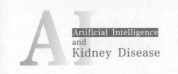

这一逻辑和前文中所提到的推荐系统有一定相似之处，通过对学生的兴趣、学习风格和能力水平等数据进行收集和分析，平台可以调整教学材料的难度、深度和形式，以更好地适应学生的学习需求。但是目前，个性化教育平台仍然是一个理想化使用模型，在我国的主要使用场景仍局限在课外兴趣学习和成年人技能提高方面。如何将这一理念与传统义务教育模式相结合，是后期着重探讨和发展的内容与方向。

而在辅助学习的部分，人工智能技术可以说是参与已久。早在二十世纪，标榜人工智能与辅助学习的概念就以各种"学习机"的形式出现在了千家万户。同一时期，计算机也逐渐进入中国家庭。随后，各种便携式掌上计算机也同样以智能设备的名义，丰富着大众的工作和生活。近年来，通过人工智能技术开发智能辅助教师系统，通过自然语言处理和机器学习等技术，以计算机硬件为基底、软件为主体，实现"虚拟老师"与学生的交互和教学辅助。这些系统不仅可以通过传统的文本交流模式回答学生的问题、解释概念、提供实时辅导，甚至在加入智能语音系统之后，在传统模型的基础上，实现语音内容的识别与反馈，进一步将"虚拟老师"现实化。

最后，在大众娱乐中，人工智能的身影也随处可见。虚拟现实（virtual reality，VR）技术，最早由美国乔·拉尼尔在 20 世纪 80 年代初提出。它是集计算机技术、传感器技术、人类心理学及生理学于一体的综合技术，利用计算机仿真系统模拟外界环境，主要模拟对象有环境、技能、传感设备和感知等，为用户提供多信息、三维动态、交互式仿真体验。通过 AI 引擎，一些公司能够将设计师的设计图直接生成 VR 场景，这种方式为将现有设计资源 VR 化提供了大规模实践可能。这种 AI 引擎可以抓取存储在数据库中的 3D 模型和场景，以极高的效率重现设计结果。

较之于全尺寸沉浸感和互动性，增强现实（augmented reality，AR）技术所呈现的虚拟信息叠加反而在娱乐层面更具趣味性。通过计算机视觉算法分析和理解真实世界场景,随后通过显示设备(通常是智能手机)和传感器将虚拟对象、图像、视频、文本或动画等信息以透明的方式叠加在用户视野中,使用户同时感知到真实和虚拟相交织的内容。AR 技术近年来最为成功的产品莫过于 2016 年 7 月由美国公司、日本公司联合推出的 AR 手机游戏《宝可梦 Go》(Pokemon Go)。通过 AR 技术,将精灵宝可梦投放在生活中的角角落落,玩家可以通过智能手机与现实互动,将游戏中的宝可梦带入真实生活。该游戏一经推出即在全球掀起了"出门寻找宝可梦"风潮,虽然有业内人士对这种简单的 AR 呈现并不看好,但事实却截然相反。该游戏不仅热度持久,而且不断有玩家创造出新的思路和玩法,甚至超过了最初开发团队的想象边界。在 2021 年 7 月,也就是游戏正式上线 5 周年之时,其累计收入已经突破了 50 亿美元。

人工智能技术的应用丰富了医疗、教育、娱乐和文化领域,使每一个用户能够获得更加个体化、互动性强和创新的生活体验。同时,这些技术也不可避免地带来了对隐私、数据安全和伦理等问题的担忧,如何平衡 AI 技术发展的利弊,一直是人类社会所面临的科技难题。

(刘章锁,段家宇)

01101001 0 01101001 01110011
0110010101 011001010101100100
11010101111111010101110011
0110010001 011001000110010101
01101001 0 01101001 01110010

第二章

人工智能与医学研究

第一节　人工智能与药物信息

　　人工智能在药物信息的收集、分析、存储和应用中发挥着越来越重要的作用，相关应用包括辅助药物发现和设计、药物临床试验、药物制造和药物监管等多个方面。本节主要从人工智能在小分子药物开发与设计、小分子药物临床试验，以及人工智能在肾脏疾病小分子药物开发研究方面的应用，来介绍人工智能在药物信息处理中的应用，并且讨论人工智能在药物信息分析和应用方面的挑战及未来发展方向。

一、人工智能在小分子药物开发与设计方面的应用

　　如图 2-1-1 所示，小分子药物开发的过程大体分为 7 个步骤、2 个阶段，这一节我们将首先讨论人工智能在小分子药物开发与设计阶段的应用。

　　当前小分子药物研究第一步是靶标识别和验证，确定并验证一个具有治疗潜力的药物靶标，通常涉及大规模基因组学、转录组学和蛋白质组学数据分析，以找出可能与疾病有关的基因和蛋白质。在大量实验验证其有效性后，基于靶标可以进行药物发现和优化，即发现一个能够有效且特异性地作用于药物靶标的化合物，进一步通过化学合成生产、改

造或筛选来优化其药理活性、选择性、毒性和药代动力学性质。对于小分子药物来说，还需要找到一种有效且经济的合成路线。

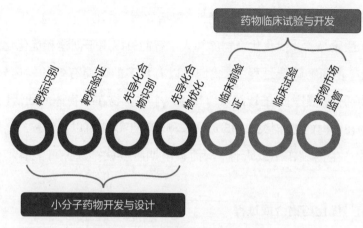

图 2-1-1 小分子药物的开发过程

（一）药物靶标识别和靶标验证

人工智能可以通过分析大规模的基因组学、蛋白质组学、细胞组学和疾病相关数据，找到新的潜在药物靶标，这些靶标可以是某种疾病状态下特定基因、蛋白质或代谢物。在基因层面，人工智能可以通过全基因组关联研究或基因表达数据集，快速筛选数以千计的基因，并确定与特定疾病最相关的基因，帮助发现可能的药物靶标；在蛋白质层面，通过学习蛋白质如何相互作用和如何影响细胞功能，人工智能可以帮助研究人员理解哪些蛋白质是可能的药物靶标。

（二）先导化合物识别与优化

在药物开发中，先导化合物是指已经确认具有一定药效，但药效强度、选择性、生物利用度、安全性等药物化学性质未必理想，需要进一步改造和优化的化合物。在先导化合物识别和优化过程中，人工智能的作用包括：①帮助虚拟筛选。人工智能算法可用于预测候选药物分子与特

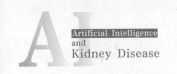

定药物靶标的相互作用,寻找新的药效团(即药物分子中起关键作用的部分),或优化现有的药效团进行结构优化和改良,从而可以在实验开始之前筛选掉大部分可能无效的化合物。②预测药物活性。人工智能可以用于预测候选药物分子的药理活性,包括效力(如 IC_{50} 值)、选择性、药代动力学性质等。③优化化合物库。人工智能可以用于创建和优化化合物库,这样在药物筛选过程中,我们可以有更多的可能有效的候选分子。④生物活性预测。人工智能可以预测一个化合物在生物体内的活性,理解药物在体内的工作模式。⑤毒性预测。人工智能可以预测候选药物分子可能产生的副作用或毒性,从而在早期阶段就排除掉可能有害的化合物。

(三)优化药物合成过程

人工智能技术也被用于优化药物合成过程,涉及预测最有效的合成路线,或者通过模拟实验条件来提高合成过程的效率和产量、减少资源消耗,这对于药物大规模生产至关重要。人工智能在优化药物合成过程中的主要应用包括:①预测反应结果。例如,使用深度学习或其他机器学习技术,人工智能可以预测化学反应的结果,从而帮助化学家选择最佳合成路径,节省大量的实验时间和资源。②优化合成路径。人工智能可以从大量可能的合成路径中找出最有效、最经济的合成路径,通常涉及优化各种参数(例如反应时间、温度、压力、催化剂选择等)。③设计新的催化剂。人工智能可被用于设计新的催化剂,以加速某些困难的化学反应,或者提高反应的选择性。④模拟化学反应。人工智能可被用于模拟化学反应过程,帮助化学家理解反应原理,从而设计出更有效的合成方法。⑤自动化实验流程。人工智能可以配合实验室自动化设备,自动进行一系列化学实验,从而实现高通量药物合成和筛选。

(四)复杂的生物网络与药物重定位

药物在生物体内往往是通过与复杂的生物网络相互作用而发挥效应

的，理解复杂的生物网络是生物学和医学研究中的一大挑战，而人工智能为解决这个问题提供了新的可能。生物网络，如基因调控网络、蛋白质相互作用网络和代谢网络，是生物系统中的基本组成部分，而且极其复杂，这些网络包含了数以千计的生物分子和它们之间的相互作用，而这些相互作用又是动态变化的，受到各种因素的影响。因此，理解这些网络的结构和动态行为是一项巨大的挑战。人工智能特别是机器学习和深度学习技术，通过处理和分析海量数据，有能力揭示这些复杂网络中的模式和规律。例如，基于深度学习的图神经网络可以处理结构化的网络数据，揭示生物分子之间的相互作用关系；而基于机器学习的特征选择技术可以找出在复杂网络中起决定性作用的关键生物分子。与生物网络相对应的还有药物-药物相互作用，人工智能可以预测两种或多种药物之间的相互作用，有助于避免产生不良结果的药物组合。

二、人工智能在小分子药物临床试验方面的应用

图 2-1-1 中的第二部分是候选化合物确定以后，需要进行药物的临床验证。首先需要临床前模型物验证，包括预测和管理药物副作用。即使一种药物在试验中显示出良好的治疗效果，但如果在人体中产生严重的副作用，那么它仍然无法成为一种安全有效的治疗药物。其次，执行有效的临床试验以证明药物安全性和有效性是药物开发中的重要步骤，药物临床试验往往失败率高、耗时长、成本大，是药物开发流程中的主要瓶颈。最后，临床试验成功后，还需要满足监管机构的审批要求，包括药物安全性、有效性和质量控制，医生和患者接受并使用新药，以及确保患者能够负担得起药物等。

（一）临床前试验设计

临床前试验是一个关键步骤，用于测试新药在进入人体测试之前是否安全有效，这个过程通常涉及体外实验（如在试管或培养皿中进行）和

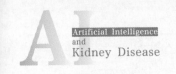

体内实验(如在动物模型中进行)。这个阶段的目标是确定药物在人体内可能的作用机制,以及药物在正式进入人体试验前是否安全有效。设计临床前试验的关键步骤包括:①明确试验目标,如证明药物在治疗特定疾病方面的效果,或者是确定药物的最佳剂量,这个阶段也需要确定用哪些指标来衡量药物治疗效果。②选择模型,根据目标选择一个或多个实验模型。例如,在研究新的癌症疗法时,研究者可能会选择具有相应癌症类型的实验鼠模型。③实验设计,在这个阶段需要详细规划实验的具体步骤,包括如何分组、使用何种剂量、测量哪些指标,以及如何收集和分析数据。④安全性考量,临床前试验的一个重要目标是确定药物安全性,需要设计实验以便检测任何潜在的副作用或毒性。⑤审查和批准,临床前试验往往需要通过伦理审查、并得到相关机构的批准。⑥数据收集和分析,在实验进行的过程中需要收集、记录数据,并在实验结束后进行分析,包括统计测试以确定结果差异是否显著,以及其他类型的分析以解释结果。⑦编写报告,总结实验结果并解释其意义,包括对是否进行临床试验的建议,以及对实验设计的改进建议,临床前试验是将药物或治疗方法引入人体试验的关键步骤。

(二)临床试验设计

临床前试验的结果将决定药物是否可以进入人体试验,即临床试验阶段。临床试验则是在人体进行的试验,通常分为几个阶段,包括Ⅰ、Ⅱ、Ⅲ期,有时还有Ⅳ期。Ⅰ期主要测试药物安全性,Ⅱ期开始测试药物有效性,Ⅲ期在更大的人群中进行,进一步确认药物有效性,监测副作用,而Ⅳ期则在药物上市后进行,以收集药物效果、长期副作用等更多信息。只有当药物成功地通过所有必要的临床试验,才能获得监管机构的批准上市。

(三)药物批准与药物市场监管

药物批准和药物市场监管都是药品监管机构的关键职责,每一个步骤都对保证药物安全性、有效性和质量起着重要作用。药物批准是指药物在正式上市之前,必须经过的一系列严格的审查和评估过程。这个过程主要是为了验证药物的安全性和有效性。药物批准通常包括以下步骤:①临床前试验。药物在实验室和动物模型上进行测试,以评估其安全性和有效性。②临床试验。包括Ⅰ期、Ⅱ期和Ⅲ期临床试验,在人体进行,以进一步评估药物安全性和有效性。③批准申请。药品公司提交药品批准申请,包括临床试验结果和其他相关信息。④审查和批准。药品监管机构对申请进行审查,如果认为药物安全有效,就给予批准。

药物市场监管则是指在药物上市后,药品监管机构继续进行的监督和管理活动。主要目标是确保药品安全性、有效性和质量。药物市场监管包括以下活动:①临床后监测。药品监管机构会持续收集和评估药品使用的数据,包括副作用报告和使用效果信息。②药品召回。如果发现药品有严重的安全问题,或者不符合质量标准,药品监管机构可能会要求药品公司进行药品召回。③临床后试验。也被称为Ⅳ期临床试验,这些试验在药品上市后进行,以收集关于药品效果和长期安全性的更多信息。药品批准和药品市场监管都是为了保护公众健康,确保药品安全性、有效性和质量。这些活动都需要药品监管机构和药品公司紧密合作,以及科学、透明的决策过程。

人工智能技术在药物批准和药物市场监管方面已经开始发挥作用。在药物批准过程中,人工智能可以用于预测药物安全性和有效性,从而帮助决策者做出更准确的决定。例如,机器学习模型可以使用已知的药物属性(化学结构、药效学和药动学数据等)来预测新药物的潜在效果和副作用。在药物上市后,人工智能可以用于监测和分析药品安全性和有效性。例如,自然语言处理可以用于分析社交媒体、病例报告和医疗文献中的数据,以发现潜在的药品副作用或不良反应。美国食品药品监督管理局正在使用人工智能进行药品市场监管,其中一个项目是使用自然

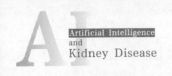

语言处理技术分析社交媒体和其他在线来源的数据,以便更早地发现潜在的药品安全问题。

三、人工智能在肾脏疾病小分子药物开发研究方面的应用

随着人工智能技术的快速发展,越来越多的药物研发公司开始利用人工智能来改进和加速小分子药物的发现和开发过程,利用自然语言处理和机器学习技术从医学文献和其他生物医学数据库中提取和分析数据,以发现新的药物靶标和疾病关联;自动设计出满足特定要求的小分子化合物,预测小分子化合物与特定蛋白质之间的相互作用,从而筛选出可能的药物候选物。

肾脏疾病,如慢性肾病或肾小球疾病,是全球公共卫生的重要问题,人工智能的应用正在革新肾脏疾病小分子药物开发过程,如应用人工智能技术寻找可能治疗肾脏疾病的新药物目标和药物候选物,以及药物再定位,即通过预测已知药物与肾脏疾病相关目标的相互作用,来识别其可能的新用途等。表2-1-1罗列了人工智能在肾脏疾病小分子药物开发研究方面的一些实例。

表2-1-1 人工智能在肾脏疾病药物开发研究中的应用举例

人工智能应用	说明	文献 (PMID)
药物筛选	基于机器学习的STAT3抗癌(包括肾癌)药物靶点虚拟筛选	35909285
药物剂量预测	基于机器学习和深度学习技术的肾移植受者他克莫司日剂量预测模型	35712101
预测药代动力学/药效学性质	将机器学习应用于环孢素在成年肾移植受者体内的药代动力学建模	36386138

续表

人工智能应用	说明	文献（PMID）
预测毒性	基于机器学习（例如，随机森林、K近邻）和深度学习分类算法，研究如何在慢性肝病或肾病中选择具有同等疗效的药物以最大限度地减少毒性提出了一种策略	34684013
药物再定位	基于多生物分子网络图形表示学习的有效药物－疾病关联预测模型预测肾病相关药物	34983364
药物－药物相互作用	一个可解释机器学习模型用于检测潜在的药物－药物相互作用对急性肾损伤风险的影响，研究表明同时使用环利尿药和组胺H2受体拮抗剂与急性肾损伤风险增加有关	37288110
药物治疗机制	芪术糖肾方治疗糖尿病肾病的作用机制：网络药理学、机器学习、分子对接和实验评估	36413925
临床试验	麦考酚酸作为免疫抑制剂是肾移植术后抗排斥反应药物治疗的一线选择，麦考酚酸暴露量是药物治疗监控的任务之一，机器学习方法可以有效预测麦考酚酸暴露量	33624286

注：STAT3, signal transducer and activator of transcription 3, 信号转导及转录激活蛋白3。

四、人工智能在药物开发中的挑战和未来发展

尽管人工智能在药物开发中已经显示出巨大的潜力，但仍面临一些挑战，如数据质量和获取性问题、解释性和透明度、规范和验证等。解决这些问题需要跨学科的努力，包括开发新的数据收集和处理方法以提高数据质量，制定更好的数据共享政策和技术以增加数据获取性，研究新

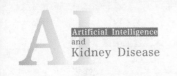

的机器学习方法以应对数据异质性和偏倚问题。人工智能模型的开发者也需要在设计和训练模型时，充分考虑这些数据问题，以提高模型的稳健性和可靠性。

随着人工智能发展的生态不断增强，如智能传感器、互联网、云计算和合成数据算法等技术的发展，高质量、个性化深度组学数据收集、融合、共享变得越来越方便，人工智能在药物信息方面会得到飞跃发展。

（沈百荣）

第二节　人工智能与医学图像

一、引言

随着人工智能技术的不断发展，人工智能已经成为医学领域中的重要工具之一。特别是在医学图像的分析和诊断方面，AI 的应用正获得越来越多的关注。本文将探讨 AI 在医学图像中的应用，以及相关的挑战和未来的发展方向。

二、医学图像和其在诊断中的重要性

医学图像作为医生进行疾病诊断和治疗的重要工具之一，包括影像和病理等多种类型。通过分析这些图像，医学影像和病理医生可以观察和评估患者的器官结构和器官功能，以确定疾病及其严重程度。然而，解读医学图像通常需要专业化知识和丰富的经验，医生需要花费大量时间和精力来仔细研究图像，并从中提取关键信息。这不仅耗时，且易受主观因素影响。我国医学影像和病理方面获得资质的医生数量不足，水平参差不齐。因此，在这个领域中引入人工智能技术有助于提高医生的图像分析效率和诊断正确率。

三、人工智能在医学图像中的应用

（一）图像分类和识别

目前，人工智能可被应用于医学图像的分类和识别。医学图像分类算法包括卷积神经网络（convolutional neural network，CNN）、决策树（decision tree）、支持向量机（support vector machine，SVM）和K近邻（K-nearest neighbors，KNN）。其中，CNN常常被认为是构建图像识别模型的经典算法。其由输入层、卷积层、激活函数、池化层等结构组成，类似于人类神经元结构，可以通过训练深度学习模型，将医学图像分为不同的类别，例如正常和异常、良性和恶性等。人工智能在医学影像，特别是在智能影像识别等方面起到非常重要的作用。AI有助于影像医生快速检出病灶，帮助医生读片，提高读片能力和效率，在诊断肺结节、心血管疾病和乳腺癌方面已有一定的应用。随着病理全切片图像（whole slide image，WSI）的数字化，AI在病理方面也得到广泛发展，如使用深度学习算法辅助检测乳腺癌患者淋巴结转移等。肾脏疾病具有多样性、复杂性等特点，因此，医生对疾病进行诊断需要依靠肾活检病理。因此，肾脏病理被认为是肾脏疾病诊断的金标准。目前，病理诊断中的很多指标和病理分型（级）均依赖人工计数和半定量评估，费时费力且带有主观性，可能对诊断准确性造成干扰。因此，凭借客观、快速和准确的优点，AI在肾脏病理领域也具有一定的应用前景。AI可以对肾脏病理图片进行识别和分类，帮助病理医师准确辨别组织结构，从而提高诊断便捷性和准确性。

（二）图像分割

图像分割是计算机视觉领域的一项重要任务，旨在将图像分割成不同的区域或物体，以便更好地理解和处理图像。常见的分割算法有如下几种：阈值分割（thresholding）、K均值聚类（K-means clustering）、基于边缘的分割（edge-based segmentation）等。近年来，深度学习在图像分割任

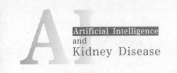
务中取得了显著进展。CNN 和语义分割模型(如 U-net、Mask R-CNN 等)作为深度学习的代表算法,因具有良好的准确性和泛化能力,被广泛应用于图像分割。图像分割在肾脏病理领域的应用主要集中在对肾脏组织结构(如肾小球、肾小管等)和病理病变进行精确分割和定量化分析。这对于研究肾脏疾病的病理特征、进行诊断和治疗决策以及监测治疗效果都具有重要意义。

(三)图像增强

医学图像的质量通常受到噪声、伪影和其他问题影响。传统图像增强方法通常需要手动选择和调整参数,调整大量医学图像不仅耗时费力且存在主观差异。而引入 AI 技术,特别是深度学习,可以帮助医生节省时间并提高准确度。通过训练,神经网络可以根据医学图像的类型自动调整对比度、降噪、增加清晰度等,从而提高图像质量和可用性。

(四)图像生成

除了分析现有的医学图像,人工智能还可以生成新的医学图像,比如合成 CT 图像、MRI 图像等。通过训练生成对抗网络(generative adversarial networks,GANs),可以生成具有特定特征的医学图像。研究人员在研究整合多种病理染色图片对肾小球病变类型进行识别时,利用该算法生成其他染色(HE、Masson 和 PASM)虚拟图片来提高 PAS 染色的识别准确度,从而显著增强肾小球识别效果。结果表明,相较于 PAS 单一染色(平均准确率 90.74%),PAS+ 模型(经过 HE、Masson 和 PASM 虚拟图片训练)在识别正常肾小球和硬化肾小球方面准确率较高(平均准确率 93.68%)。而且,在区分节段硬化和球性硬化方面,PAS 单一染色平均识别准确率显著低于 PAS+ 模型(87.41% *vs* 90.45%)。这对于模拟病变、研究疾病进展和培训医学专业人员等方面都具有重要意义。

四、人工智能在不同医学领域图像应用案例

(一)影像学

影像学是医学图像分析的重要领域之一,对于疾病的诊断和治疗具有重要的指导作用。人工智能已应用于我们生活中的方方面面,近来在影像学方面发挥的作用也逐渐为人们所知悉。人工智能在影像学中的应用包括肺癌早期筛查、结直肠癌检测,以及脑部损伤诊断等。肺癌是一种高度恶性的肿瘤,早期诊断能够显著提高治疗成功率。一些研究表明,人工智能可以在胸部 X 线图像中检测到早期肺癌的迹象,帮助医生进行早期干预和治疗。研究人员利用人工智能在肺癌领域进行了广泛的研究,人工智能有望成为防治肺癌的有力助手。早期肺癌的图像改变对于人眼来说很难察觉,而人工智能技术能够通过高效的算法和判读模式,捕捉到肺癌影像学上的微细改变,将其进行分析处理后再进行精确诊断,其准确率要高于经验丰富的影像科医生。同样地,冠状动脉钙化积分是有效的冠状动脉疾病风险分级工具,对于防治冠状动脉钙化具有重要意义,而其中大家最为熟悉的是 Agatston 评分。过去,该评分需要人工对普通 CT 图像进行解读,区分钙沉积部位是冠状动脉还是主动脉和骨,而人工智能能够显著减轻人工工作量,提升 CT 图像判读效率。虽然人工智能正在给影像科带来一场前所未有的变革,但影像科医生在人工智能发展中的作用仍然非常关键。

(二)病理学

病理学是通过组织样本进行疾病诊断和研究的学科,对于疾病的确诊具有极其重要的意义。近年来,随着病理切片的数字化,人工智能在病理学中得到广泛应用,主要集中在组织图像的识别和分类上。通过训练深度学习模型,人工智能可以自动识别和分析组织切片图像中的病理特征,从而帮助病理科医生更准确高效地进行疾病诊断。目前,人工智能与肿瘤病理的结合已经能够显著提高甚至超越常规病理图像的诊断水

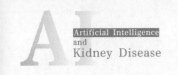

平,扩展诊断范畴。比如,神经胶质瘤组织病理学诊断是十分费力的过程,需要对大量组织样本图像进行分辨,同时,复杂的分类标准使此项工作变得更加困难,而人工智能(利用CNN)在该方向的应用提高了病理科医生对于胶质瘤的诊断效率和准确率。人工智能在病理学中的另一个应用是评估组织生物标志物。组织生物标志物是写入组织的信息,病理学利用它来识别特定患者亚群,以达到早期预测、疾病诊断或评估预后的目的,是个性化医疗的关键要素。现有研究表明,基于人工智能的设备有望使组织生物标志物的评估标准化。

（三）眼科

在眼科领域中,视网膜色素变性是一种十分常见的进行性视网膜退变性疾病。通过对比患者眼底照片中的眼底周边和黄斑之间的差异,眼科医生们可以对视网膜色素变性进行诊断。因此,眼底照片对于该疾病的诊断具有重要意义。对眼底照片的准确判读是眼科医生的基本功。通过分析眼底照片,人工智能可以自动检测和定量黄斑变性的病变程度,帮助医生及时采取措施进行早期干预,从而延缓疾病进展。研究人员基于CNN算法构建了深度学习模型(Xception model),并利用眼底图像对其性能进行检验。结果表明,该模型对于视网膜色素变性的识别准确率高达96%,显著高于四位眼科医生的平均准确率(81.5%)。有研究者开发出智能眼部OCT筛查系统,其功能包括图像质控、病变筛查、多病灶识别以及OCT图像智能增强等。经过验证,图像质控模型准确率99.0%,病变筛查模型准确率96.8%,病灶检测模型准确率97.5%。病变筛查可以区分图像上是否存在异常病变,病灶检测则可以定位病变位置,两者结合可以辅助医生进行OCT阅片,较传统方法节省了46%平均耗时,又显著提升图像质量。

（四）神经科

人工智能在神经科领域的应用主要涉及脑部图像的分析和解释。例如，在脑部 MRI 图像中，人工智能可以识别和定位脑部肿瘤、卒中灶等异常区域，辅助医生制订个体化治疗计划。此外，它也有助于帕金森的诊断。目前，帕金森的诊断仍然缺乏有效的标志物，但早有人提出夜间呼吸和帕金森之间的关系。一研究组根据这一设想建立了一个人工智能模型，该模型能够从睡眠呼吸中检测帕金森病并将其在一个大型数据集上进行了评估，该研究初步证明了这一人工智能模型可用于临床诊断前评估。它使用的一个注意力分层能够解释为何其能在居家、无接触情况下评估睡眠和脑电图，使其为广大患者所接受成为可能。

五、人工智能与医学图像的挑战

尽管人工智能在医学图像中的应用前景广阔，但也面临一些挑战。

（一）数据质量

医学图像数据的质量对于人工智能算法的训练和性能至关重要。然而，医学图像数据通常存在标注不准确、样本不平衡等问题，这可能影响算法的准确性和鲁棒性（鲁棒性是指控制系统在一定的参数摄动下维持某些性能的特性，如结构、大小）。数据标注是人工智能算法进行深度学习的重要组成部分之一，这部分工作通常由经验丰富的医师完成。因为工作量巨大，所以会出现标注不准确的情况。在此基础上训练出的模型的结果准确性不免会受到影响。随着技术的不断进步，人工智能算法已经告别了大批量人工标注环节。目前，人工智能算法可以通过自注意（self-attention）机制获得一个初步结果，然后在极少量的人工标注的基础上进一步提高其结果的准确性。此外，目前不同医学中心对于同一类医学图像数据的质量控制尚未形成统一的标准，这往往会导致算法准确性在内部和外部验证中的差异，从而影响其应用的普适性。有研究者试图通过变形器（transformer）算法，在肾脏 HE 染色切片的基础上模拟不同化学染色的特征，来生成对应的染色病理切片。该研究为医学图像数据质

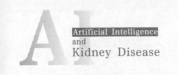

量控制提出了可行的方向,但距离付诸临床应用还有一段距离。

(二)隐私和伦理问题

在医学实践中,隐私和伦理问题一直是需要医务人员严肃考虑的因素之一。医学图像涉及患者的个人信息和身体隐私,如病历和影像数据等。因此,在人工智能算法的开发和使用过程中,必须确保数据的安全存储和传输,以防止未经授权的访问和数据泄露。在模型训练中,算法可能会从患者数据中学习和识别特定个体的信息(可能包含患者的身份信息),从而导致隐私泄露。此外,AI模型的训练数据可能存在偏倚,这可能对特定人群的医疗结果产生负面影响,并加剧现有的不平等现象。医生在使用AI进行辅助诊断时,可能需要告知患者AI的角色和作用,以及让患者们理解他们的医疗数据将如何被使用,从而取得患者的知情同意。此外,我们必须认识到AI也有侵犯医务人员隐私的可能性。AI在处理大量医疗数据时有可能会侵犯到医务人员的隐私,例如医学影像报告上的医生签名等。

(三)可解释性和透明度

AI算法通常被视为黑盒,难以解释其决策过程。而这可能导致医生和患者对于AI决策的不信任,阻碍其广泛应用。因为在现有的法律框架下,当AI系统在医学决策中出现错误且导致严重后果时,如何确定和追究责任就会变得很复杂。所以在医学图像的诊断中,医生需要了解算法是如何做出决策的,以便对其结果进行审查和验证,从而规避一些风险。因此,开发可解释的人工智能算法成为一个迫切的需求。

(四)部署和实施

将人工智能算法应用于实际临床环境是一个具有挑战性的任务。医疗机构需要在开发和应用AI技术时,始终将患者的福祉放在首位,同时考虑到数据安全性、算法稳定性、硬件要求以及培训医护人员等方面的问题,以确保算法的可靠性和有效性。此外,该领域的法律法规和执业准则亟待建立，这需要医学界、政府和技术开发者之间合作，共同解决这些复杂的问题。

总之，人工智能在医学图像中的应用为医生提供了更准确、高效和个体化的诊断和治疗方案。然而，仍然需要解决数据质量、隐私保护、可解释性和部署等挑战，以促进人工智能在医学图像领域的可持续发展。随着技术的进一步发展和经验的积累，人工智能将继续在医学图像中发挥重要作用，并对医疗行业带来革命性改变。

（曾彩虹）

参考文献

[1] ZHENG X Y, YAO Z, HUANG Y N, et al. Deep learning radiomics can predict axillary lymph node status in early-stage breast cancer[J]. Nat Commun, 2020, 11(1): 1236.

[2] ZENG C H, NAN Y, XU F, et al. Identification of glomerular lesions and intrinsic glomerular cell types in kidney diseases via deep learning[J]. J Pathol, 2020, 252(1): 53-64.

[3] BUKOWY J D, DAYTON A, CLOUTIER D, et al. Region-based convolutional neural nets for localization of glomeruli in trichrome-stained whole kidney sections[J]. J Am Soc Nephrol, 2018, 29(8): 2081.

[4] ZHAO W, LIU J. Artificial intelligence in lung cancer: application and future thinking[J]. Zhong Nan Da Xue Xue Bao Yi Xue Ban, 2022, 47(8): 994-1000.

[5] MU D, BAI J J, CHEN W P, et al. Calcium scoring at coronary CT angiography using deep learning[J]. Radiology, 2022, 302(2): 309-316.

[6] JIN L, SHI F, CHUN Q P, et al. Artificial intelligence neuropathologist for glioma classification using deep learning on hematoxylin and eosin stained slide images and molecular markers[J]. Neuro Oncol, 2021, 23(1): 44-52.

[7] LANCELLOTTI C, CANCIAN P, SAVEVSKI V, et al. Artificial intelligence & tissue biomarkers: advantages, risks and perspectives for pathology[J]. Cells, 2021, 10(4): 787.

[8] CHEN T C, LIM W S, WANG V Y, et al. Artificial intelligence-assisted early detection of

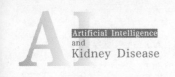

retinitis pigmentosa: the most common inherited retinal degeneration[J]. J Digit Imaging, 2021, 34: 948-958.

[9] YANG Y Z, YUAN Y, ZHANG G, et al. Artificial intelligence-enabled detection and assessment of Parkinson's disease using nocturnal breathing signals[J]. Nat Med, 2022, 28(10): 2207-2215.

[10] DE HAAN K, ZHANG Y, ZUCKERMAN J E, et al. Deep learning-based transformation of H&E stained tissues into special stains[J]. Nat Commun, 2021, 12(1): 4884.

第三节 人工智能与疾病监测

　　作为医学领域的重要研究方向,疾病监测的目的在于预防和控制疾病,以提升人群健康水平。随着疾病谱的变化以及社会医疗需求的转变,疾病监测的范围从传染病扩展到慢性非传染性疾病,逐步形成现代化综合性公共卫生监测体系。人工智能可以为疾病监测提供更多的可能性,带来更多的健康获益,特别是近年来我国已将发展人工智能技术提升到国家战略层面,并将智能医疗作为人工智能的重点发展方向之一。人工智能技术依托于健康医疗大数据的不断发展和积累,已在疾病监测领域取得多项成果并显示了巨大的应用潜力。本节以肾脏疾病监测为例,探讨大数据和人工智能在疾病监测领域的应用与实践。

一、开展疾病监测的必要性

　　慢性肾脏病(chronic kidney disease, CKD)作为新近才被认知的重大慢性疾病,在过去十余年因其高患病率、高致残率、高医疗花费、低知晓率的特征,已经成为严重危害人类健康的重要公共卫生问题。全球疾病负担研究的最新数据显示,2017 年全球 CKD 的患病率为 9.1%,共有 6.98 亿 CKD

患者;预计到 2040 年,CKD 在全球导致过早死亡的病因排序中将跃升至第 5 位。当 CKD 患者进入终末期肾病(end-stage renal disease, ESRD)后,需要进行昂贵的肾脏替代治疗(包括血液透析、腹膜透析或肾移植)来维持生命,所带来的医疗花费放大效应更为显著。因此,当前全球范围肾脏疾病的防控形势不容乐观,CKD 和 ESRD 等疾病给医疗卫生体系造成了沉重负担,亟须对肾脏疾病进行系统监测,开展早期干预与管理。

国际肾脏病学会的一项调查结果显示,全球约 62% 的国家可以利用肾脏替代治疗登记系统来监测本国肾脏疾病的发生情况,但是在低收入或欠发达国家,这一比例降低至 24%。在美国、加拿大等发达国家,已经建立了相对完善的全国性 CKD 监测系统,便于对肾脏疾病的患病、发病及死亡情况进行全面监控。例如,美国肾脏病数据系统(The United States Renal Data System, USRDS)成立于 1988 年,其数据来源广泛、数据量巨大,并且每年均会发表年度科学报告,内容包括 CKD 和 ESRD 患者的患病率、发病率、死亡率、医疗花费等资料。这些监测数据不仅对开展科学研究有所启迪,也为卫生管理部门制订肾脏疾病防治策略提供了巨大帮助。

我国在 2009 年至 2010 年间完成的横断面调查结果显示,18 岁及以上成年人群中 CKD 的患病率为 10.8%,据此估计现有患者超过 1.2 亿人。虽然我国人群 CKD 的患病水平与美国等发达国家较为接近,但是 2020 年数据显示,我国 CKD 的知晓率仅为 10.0%。此外,伴随着社会环境和人们生活方式的改变,我国 CKD 疾病谱正在出现变化,影响因素范畴正在向除直接致病因素外的社会决定因素、环境因素等不断扩展。同时,我国还面临着糖尿病、心血管疾病、CKD 等慢性疾病患病率显著升高与多病共存等问题,给医疗卫生服务带来了艰巨挑战。但是,学界对于我国肾脏疾病流行特征及影响因素的认知仍相对匮乏,肾脏领域大规模人群研究和高质量循证医学证据相对较少,极大地阻碍了我国肾脏疾病的防治工作。因此,加强我国肾脏疾病的监测与防治,应成为政府卫生管

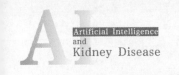

理工作的重要政策目标之一。开展以人群为基础的疾病监测，从时间和空间等不同维度追踪疾病的发病及变化趋势，有助于了解我国肾脏疾病的流行特征、疾病谱及影响因素，从而制订科学有效的防控策略。

二、传统疾病监测方式的局限性

传统的疾病监测方式，主要依赖于专门医院或公共卫生疾病监测系统，病情信息一般经历由底层向顶层传递的过程。此种监测方式在监测时效性、覆盖面、反馈速度、人力成本、监督体系和预警能力等方面存在较大局限性，对于慢性非传染性疾病的监测能力和成本效益也有待提升。例如，由于关键技术和成本的制约，某些突发疾病未能及时上报，或者部分地区尚未被监测系统覆盖，难以实施全面有效的监测。此外，不同医疗机构之间因数据标准不一致、信息安全保护等原因，通常难以形成跨机构的信息联通与数据融合，数据价值无法得到真正体现。因此，迫切需要新的监测理念和技术方法来解决这些现实问题。

当前，我国肾脏疾病领域的研究多以区域性、零散性、单病种为主，尚缺乏持续的大样本人群监测性研究，也缺少由政府部门主导建设的全国性肾脏疾病监测体系。传统的疾病监测方式难以全面探究我国肾脏疾病的人群特征和流行趋势，主要原因有以下三点。

首先，我国各个地区肾脏疾病的流行病学特征差异较大，疾病谱存在空间分布差异性，若想获得覆盖全国且具有代表性的样本，势必会给传统的研究设计、病例收集、信息和遗传资源保存以及统计分析工作带来一定难度，耗费大量人力、物力和财力。

其次，与心血管等其他临床专科相比，我国肾脏专科建设目前尚不均衡，具有总体资源量少、分布均衡性差、诊疗异质性大的特点，不同地区诊疗水平和资源配备差异明显，导致患者流动性极大、跨地域就医现象突出，不仅难以准确捕捉患者的临床信息，也无法有效追踪患者的病情及预后,给建设传统疾病监测系统带来较大难度。

最后,肾脏疾病的终点事件发生率相对较低,尚无公认合适的硬终点替代指标,要想了解患者病情的进展情况,通常需要较长的随访时间,对于多中心、大规模人群研究的维系成本要求很高,这就导致了肾脏疾病领域高质量的临床研究和随访观察队列相对较少,循证医学证据水平较低。

三、人工智能在疾病监测中的应用

大数据时代的到来,以及人工智能和网络信息技术的发展,为拓展疾病监测范围、动态监测疾病状况、进行早期风险预警等提供了创新思路和更多可能性。在心血管疾病领域,通过将人工智能技术与远程医疗相结合,可以实现临床专家与患者异地"面对面"会诊,对慢性心力衰竭等疾病进行早期检测和及时干预治疗。人工智能在糖尿病照护领域同样发挥着重要作用,如可穿戴式连续血糖监测设备于 2005 年首次在临床上使用,2016 年被美国食品药品监督管理局批准用于商业用途,彻底改变了血糖数据监测方式,被证明有可能改善糖化血红蛋白水平,减少低血糖持续时间。

借助健康数据科学的前沿理念和创新技术,将大数据、人工智能与疾病监测深度融合,并结合网络信息处理技术、文本挖掘技术、数据挖掘技术以及地理信息系统(geographic information system, GIS)等,还可以克服传统监测模式的诸多弊端,建立符合成本－效益比的疾病监测系统。以突发传染病为例,人工智能驱动的个体数据收集在群体疾病监测中不断得到综合应用,包括将个体数据结合时间、空间、社会行为等多维数据进行预测建模,可以有效降低地区间流行病的传播与危害,完善疾病预防与控制预警系统。特别是在当前传染病和慢性病双重防控的严峻形势下,迫切需要在国家层面建立人工智能和数据驱动的循证决策支撑体系,打破不同医疗卫生机构之间的信息壁垒,促进数据共享与开放。

对于健康医疗数据的二次利用,挖掘不同于原始数据采集目的的其他

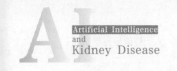

价值,正是当前大数据在医学领域可转变用途性的深刻体现。在突发公共卫生事件监测过程中,可以通过多个途径实现个体化数据整合到群体预警体系,包括智能算法结合动力学模型等大数据实践技术,进行群体风险监测和风险态势研判。例如,我国宁波市鄞州区健康大数据平台实现了跨部门、跨机构数据融合,生成从出生到死亡的全生命周期健康医疗大数据资源,已在居民健康状况评价、人群死亡和疾病监测、传染病和慢性病预测预警、社区健康管理等公共卫生实践及科学研究中进行了深入探索与实践。对于肾脏专科而言,在个体微观层面,人工智能设备和算法可以对血液和尿液指标进行分析研判,辅以不同个体的人口学特征与社会行为数据分析,能够对肾脏疾病的发生、发展风险进行预测、预警;在人群宏观层面,以保障数据安全与个人隐私为前提,通过适度整合不同来源的健康医疗数据资源,可以高效地捕捉疾病的变化趋势及终点事件,实现在现有资源和条件下对肾脏疾病负担的监测与管理,提升整体疾病诊疗效率和质量。

四、人工智能在肾脏疾病监测中的实践

北京大学第一医院肾内科牵头建设的"中国肾脏疾病数据网络(China Kidney Disease Network,CK-NET)",对于大数据和人工智能技术如何应用于肾脏疾病监测进行了探索实践。CK-NET目前已建立了覆盖全国七十余家大型肾脏疾病诊疗中心和若干区域健康医疗数据平台的科研协作网络,拥有或被授权使用的肾脏疾病相关数据涵盖了超过千万人群的、不同来源的大型数据库。CK-NET团队通过对多源大数据开展数据挖掘及知识发现研究,在延展不同来源数据价值的同时,探索前沿信息技术在肾脏专科领域的应用,建立了多源大数据融合驱动的肾脏疾病监测创新模式。在我国尚缺乏全国性肾脏疾病监测体系的背景下,CK-NET转变思路、开拓创新,为大数据时代下的疾病监测提供了可以参考借鉴的模板。

数据资源是疾病监测的关键要素,CK-NET的实践模式正是立足于

多源数据的整合与治理,达到基于大数据创新疾病监测的目标。通过采用专家标注、通用数据模型及可计算表型自动识别工具等方法,对已有多源数据库中肾脏疾病患者进行识别与筛选,结合各个数据库内容和变量特点,形成研究所需的最小数据集。在此基础上,利用传统生物统计和机器学习算法对肾脏疾病不同方面的特征进行分析,建立肾脏疾病全生命周期风险预测模型,为在有限的资源条件下多维度、多视角、多方面地了解我国肾脏疾病负担提供参考。在数据的安全存储与共享方面,CK-NET着力于将区块链、同态加密、联盟学习等前沿信息技术应用于肾脏疾病领域,正在建设基于区块链技术的去中心化健康医疗大数据共享平台。此外,建设完善的疾病监测系统还需要多学科交叉团队,CK-NET 团队由肾脏专科临床医生、流行病学专家、生物统计专家、信息技术专家、数据管理和项目管理人员共同组成,以保障整个体系有序良性运转(图 2-3-1)。

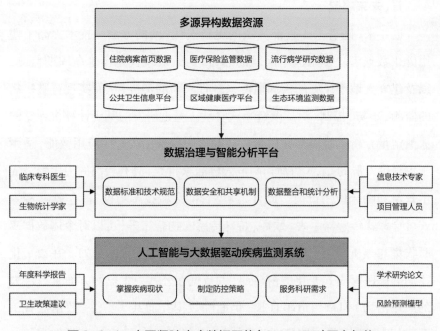

图 2-3-1 中国肾脏疾病数据网络(CK-NET)平台架构

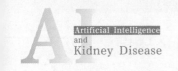

参考 USRDS 的数据分析和运作模式,CK-NET 从 2017 年开始持续产出中国肾脏疾病年度科学报告,对我国肾脏疾病的患病情况、流行特征、诊疗行为及医疗资源利用情况进行报道,目前已在国际肾脏病学会等官方主办的期刊上发表了 3 篇英文版报告,中文版报告同步进行出版,被誉为"中国肾脏疾病监测的重要里程碑"。CK-NET 针对我国 CKD 疾病谱变迁的监测结果,提示我们临床医生需要在日常工作中重点关注代谢性疾病导致的 CKD,并且根据已有的循证医学证据和临床指南推荐意见进行相应防治。基于该研究结果所形成的政策建议已提交至国家卫生健康委员会和世界卫生组织,建议我国肾脏疾病的学科建设进行调整,提高对糖尿病肾病的重视。除此之外,鉴于肾脏疾病的复杂性及其涉及多维致病因素的特征,近些年 CK-NET 将研究与监测范畴逐步拓展至肾脏疾病的环境危险因素和社会决定因素,旨在全面挖掘肾脏疾病发生发展的环境影响因素,为人群层面的肾脏疾病防控提供参考依据。

五、未来展望

近年来,随着人工智能算法的更新迭代,新的方法和技术提高了使用健康数据解决复杂医学问题的能力,为开展现代化全生命周期监测,以及建立大地理尺度的疾病监测系统带来新的契机,从而实现肾脏疾病的监测、预防、控制、治疗全链条式管理。新近研发的基于计算机视觉的尿液定量分析系统同样在白蛋白尿筛检中展现出较好的应用效能,适用于大规模人群的 CKD 初筛和高危人群居家自查,具有较高的卫生经济成本效益和临床应用价值。此外,新型智能穿戴技术与设备,包括非侵入式可穿戴式传感器手表、颈环、特殊传感衣物鞋帽等,可以对个体数据实时收集与分析,达到个性化健康风险预警和精准干预的目的。在数字化驱动健康医疗模式变化的窗口期,大数据在公共卫生监测方面具有巨大的应用潜力,但依然道阻且长,仍面临数据互通共享不够、数据监管不严、数据标准不统一等诸多问题。同时,由于医疗健康信息具有高度敏感性,数据治理过程中的个人信息安全、伦理和隐私问题需要引起广泛重视。《中华人民共和国个人信息保护法》自 2021 年 11 月 1 日正式施行以来,对大数据时代保护个人信息、开展医学研究进行了约束与限定,其中严格的目的限制原则、单独同意规则等给当前医学科学研究带来了一定挑战。在今后疾病监测系统的开发与研究过程中,如何平衡健康医疗数据的合理使用与个人信息隐私保护,仍是需要不断探索的重要议题。

同样需要重视的是,与随机对照试验等严格的研究环境中产生的数据不同,目前健康医疗大数据多为诊疗相关行为产生的真实世界数据或者观察性研究数据,不可避免会存在数据错误、缺失或异常情况。有学者甚至认为,大数据通常在数据采集和预处理等过程中缺乏相应标准和质量控制措施,存在"量大而质乏"的问题,导致数据价值大打折扣。但是,我们不应急于批判大数据的质量,也不应轻易否定大数据的应用价值。由于不同数据源的收集目的和方式不同,每个数据库具有各自的特点,数据使用者需要在全面评估数据质量的基础上,充分了解数据特点、"扬长避短"地进行使用。此外,真实世界医疗数据对于表征真实的诊疗现状独具优势,能够为客观反映疾病特征和诊疗模式提供支撑,而这一点是传统研究产生的数据无法比拟的,并且人工智能技术也可以更好地帮助研究者充分挖掘真实世界医疗大数据,从而构建新型医学证据。

未来我们有理由相信,随着人工智能、物联网及 5G 网络技术的发展,大数据时代的肾脏疾病监测必将更加智能化、科学化、精细化,彻底打通从个体健康数据收集到群体数据汇集应用的全流程链条,最终实现人工智能驱动下的肾脏疾病医防融合体系创新。前沿技术与医学科学碰撞交流、合作共赢,势必带来不可估量的健康获益和经济效益,为健康中国建设提供有力保障。

(杨超,张路霞)

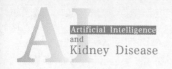

参考文献

[1] KALANTAR-ZADEH K, JAFAR T H, NITSCH D, et al. Chronic kidney disease[J]. Lancet, 2021, 398(10302): 786-802.

[2] BIKBOV B, PURCELL C A, LEVEY A S, et al. GBD Chronic Kidney Disease Collaboration: global, regional, and national burden of chronic kidney disease, 1990-2017: a systematic analysis for the Global Burden of Disease Study 2017[J]. Lancet, 2020, 395(10225): 709-733.

[3] ZHANG L X, ZHAO M H, ZUO L, et al. China Kidney Disease Network (CK-NET) 2016 annual data report[J]. Kidney Int Suppl (2011), 2020, 10(2): e97-e185.

[4] PORT F K, HELD P J. The US renal data system at 30 years: a historical perspective[J]. Am J Kidney Dis, 2019, 73(4): 459-461.

[5] WANG L M, XU X, ZHANG M, et al. Prevalence of chronic kidney disease in China: results from the sixth China chronic disease and risk factor surveillance[J]. JAMA Intern Med, 2023, 183(4): 298-310.

[6] LIANG Z, WANG W Z, WANG Y Y, et al. Urbanization, ambient air pollution, and prevalence of chronic kidney disease: a nationwide cross-sectional study[J]. Environ Int, 2021, 156: 106752.

[7] CHEN X X, GILES J, YAO Y, et al. The path to healthy ageing in China: a Peking University-Lancet Commission[J]. Lancet, 2022, 400(10367): 1967-2006.

[8] DING J Q, YANG C, WANG Y Y, et al. Influential factors of intercity patient mobility and its network structure in China[J]. Cities, 2023, 132: 103975.

[9] LI X J, CONG Y L, LIU R S. Research under China's personal information law[J]. Science, 2022, 378(6621): 713-715.

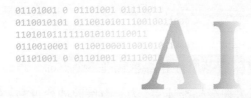
人工智能与智慧医院

第一节　人工智能与智慧医院建设

一、智慧医院建设概况

（一）智慧医院的内涵

按照《数字中国建设整体布局规划》要求,推动数字技术和实体经济深度融合,在医疗领域,加快数字技术创新应用。智慧医院作为数字化医院发展的新阶段,其作用日益凸显。智慧医院旨在利用各种信息技术再造医疗服务流程,创新医院运行模式,降低医疗成本,提供高效、优质的医疗服务,从而给患者更好的医疗体验。

智慧医院是基于信息技术,建立在物联网、大数据、人工智能等新技术之上的产物,但又不仅仅局限于技术的应用,而是一个不断进阶和演化的过程。在不同时期,不同的使用主体对智慧医院有着不同的需求和定义。因此,智慧医院的概念也在不断演进。目前,智慧医院作为智能社会、智慧城市的重要单元与环节,需要跟上我国新一代人工智能发展规划战略推进的智能社会、智慧城市建设进展对医院信息互联互通、融合共享的功能要求。现阶段智慧医院可界定为:综合运用云计算、大数据、物联网、移动互联网、人工智能等信息技术,感测、分析、整合、感知医院相关信息系统的数据或信息,为满足医疗、服务、管理的各种需求做

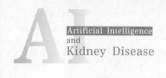

出智能响应。

（二）智慧医院建设标准

智慧医院主要包含智慧医疗、智慧服务和智慧管理三个方面。目前，我国已基本形成智慧医院三大评级标准体系，为智慧医院的建设与评估提供了具体指引，为实现高质量临床诊疗、高效率供应链和高标准患者服务提供了保障。

1. 智慧医疗　智慧医疗面向医务人员，即实现以电子病历为核心的医院信息化建设。目前具体评价标准为《电子病历系统应用水平分级评价标准（试行）》，评价标准根据《电子病历系统功能规范（试行）》《电子病历应用管理规范（试行）》等规范性文件，确定了医疗工作流程中的10个角色，39个评价项目，并围绕39个评价项目分别对电子病历系统功能、有效应用、数据质量进行评分，分为0~8级，共九个等级。

通过对医院进行电子病历系统应用水平分级评价，指导医疗机构科学、合理、有序地发展电子病历系统，实现全院统一集成、高效梳理业务流，并以数据流验证业务流，持续改进医疗业务。

2. 智慧服务　智慧服务面向患者，目前具体评价标准为《医院智慧服务分级评估标准体系（试行）》，按照患者诊前、诊中、诊后各环节应涵盖的基本服务内容，结合医院信息化建设和互联网环境，确定5个类别，共17个评估项目，并围绕17个评估项目分别对医院智慧服务信息系统的功能、有效应用范围进行评分，分为0~5级，共六个等级。

通过对医院进行智慧服务分级评估，引导医院沿着功能实用、信息共享、服务智能的方向，建设完善智慧服务信息系统，使之成为改善患者就医体验、开展全生命周期健康管理的有效工具。

3. 智慧管理　智慧管理面向医院管理人员，目前具体评价标准为《医院智慧管理分级评估标准体系（试行）》，评价标准以医院管理为主要内容，确定医疗护理管理、人力资源管理、财务资产管理、设备设施管理、药品耗材管理、运营管理、运行保障管理、教学科研管理、办公管理、基础与安全 10 个角色,共 33 个业务项目,并围绕 33 个项目对智慧管理的功能和效果进行评估,评估结果分为 0 级至 5 级。

通过对医院进行智慧管理分级评估,完善"三位一体"智慧医院建设的顶层设计,使之成为提升医院现代化管理水平的有效工具,实现高效管理。

二、人工智能在智慧医院建设中的应用

近年来,将"人工智能"应用于医疗领域迅速成为现代科技研究的热点,其兴起时间甚至早于"智慧医院"理念的广泛推行。而从"智慧医院"的内涵出发就不难理解,自其开展伊始,人工智能技术就顺理成章地与物联网、大数据、云计算等技术一并成为支撑智慧医院发展的关键力量。多个技术互融互惠,共同搭建智能化信息平台,建立起以患者为核心的医疗信息管理和服务体系,实现医疗信息无障碍互联共享、医疗单元无间隙协作、治疗手段飞速迭代创新。

(一)人工智能与智慧医疗

诊疗是现代医院最重要和最常见的活动。智慧医院建设的第一个领域是面向临床医疗的智慧医疗。2021 年 10 月,国家卫生健康委员会、国家中医药管理局联合印发《公立医院高质量发展促进行动(2021—2025年)》将智慧医疗的重点聚焦到电子病历的应用水平上,但目前人工智能在医疗领域的应用远不止于此。

1. 智能辅助诊疗　主要是指基于大数据和人工智能技术建立决策模型,融合循证医学知识库,实现智能化诊疗决策,支持和保障医疗安全。如临床决策支持系统(clinical decision support system,CDSS)。

(1)智能诊断:目前较为成熟的应用包括临床诊断和影像诊断。临床诊断是 CDSS 通过读取集成系统中对应患者的病史、体格检查、检验结

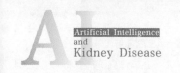

果等数据,为医生提供可能的临床诊断推荐,并提出进一步检查、检验或治疗的建议,甚至可以利用相似病例检索对照功能,借鉴既往病例的诊断情况和治疗经验,为疑难病例的诊治提供参考。影像诊断是建立标准化、规模化的影像分析算法平台,通过对海量的影像数据进行图像获取、病灶分割、特征提取和筛选,构建模型,解析临床信息,融合影像、基因和病理特征建立影像组学标签,可大幅提高读片效率,减少人为阅片差错。随着数字化活检、数字化病理逐步推广,与之配套的智能诊断的优势将越来越明显。

(2)智能预测:除了对患者已罹患疾病进行诊断,人工智能基于大数据的推演计算能力还被应用于开发尚未发生疾病的预测模型,可以根据患者现有数据,对患者未来的并发症出现情况、中位生存情况、住院周期等进行预测判断。已有学者运用人工神经网络预测模型预测IgA肾病患者进展为终末期肾病的可能性;另有研究团队利用美国PCORnet平台开发了急性肾损伤预测模型,可以评估患者入院48小时内急性肾损伤发生风险。提前预测疾病的发生,可以帮助医生提前准备应对方案或有针对性地优化现有治疗方案。

2. 智能预警提醒 通过整合院内各医疗系统的数据,当诊断、病历、用药、检验、检查出现冲突时,能够实时提醒医生,减少医疗差错,医院可实现诊疗过程的预警提醒。

(1)合理用药提示:合理用药系统是目前应用最为广泛和成熟的预警系统。系统按照医学、药学的专业审查原理,以医学、药学专业知识为标准,在录入医嘱时提供相关药品资料信息,对医嘱中的药物过敏史、禁忌证、副作用等进行审查,协助医生正确筛选药物,确定医嘱及药物的准确用法,从药品、剂量、用法、频次时间等方面进行审查,如有不妥及时提醒警示,从而提高用药安全性和合理性(如左氧氟沙星静脉输液不适用于青少年患者,阿仑膦酸钠片70mg口服频率不得高于每周一次)。

（2）检查／检验预警：临床医生进行检查／检验申请时，系统可根据患者的基本信息、病史、当前诊断和既往史等信息，参照诊疗指南等知识库提供合理的推荐项，或根据知识库实现申请项目的智能组合；医生选择具体检查／检验项目后，系统能够提示与该检查／检验相关的标本、适应证、临床意义等信息，并能够针对患者性别、诊断、以往检查／检验结果等信息进行自动审核，避免出现不符合患者自身情况的检查／检验或相互排斥、相互影响的检查／检验（如女性患者通常不应开具前列腺抗原检测；患者完成核医学含碘的肾血流或全身骨显像检查后的 48h 内，通常不再安排放射或超声等检查）。

（3）用血提示：临床医生向血库申请备血或输血时，可根据患者的基本信息、生命体征、检验结果、疾病诊断、手术名称、医生既往同类手术情况等进行输血合理性审查，甚至能够给出备血量建议。

（4）危急值预警：患者的检查、检验结果、术中生理监测信号超出正常值范围，表明患者可能正处于有生命危险的边缘状态，系统可基于危急值结果进行智能提醒，及时将危急情况通知医生、护士、麻醉师等相关人员，并根据统一的危急值管理规则知识库，自动为医务人员提供危急值处理措施作为参考，协助其迅速、准确地处置危急病例。

3. 电子病历　电子病历是当前智慧医疗的核心，而电子病历系统作为现代医院管理各项工作的重要数据源与支撑工具，与院内多个相关系统关联，每日需处理的数据量更是惊人。人工智能技术的引入不仅极大提高了病历书写效率，还可以通过智能检查，对病历的一致性、完整性、时效性、准确性进行监管，保证病历质量。

在医生书写病历时，电子病历系统可以基于算法，识别病历中的疾病名称、手术操作等文本数据，自动为其匹配对应的疾病诊断分类及代码（ICD-10）和手术操作分类与编码（ICD-9-CM-3）；将智能语音识别技术应用于电子病历系统，医生直接通过语音输入方式书写病历，系统将

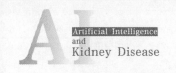

语音实时转换为文字,提高工作效率。

在病历质控环节,电子病历系统可基于患者诊疗情况、病历规范化要求、医学逻辑等,进行"形式 + 内容"提醒,多维度核查病历质量,协助医生完善、修正病历内容。形式质控主要体现在对病历相关内容的时效性、完整性、一致性、准确性等方面的把控。"时效性"是指对病历中特定部分的书写时间有严格要求(如入院记录应在入院 24h 内完成、首次病程记录应在入院 8h 内完成),系统会在达到预设时间极限前发出明确警示。"完整性"要求病历必填项非空白(如病案首页相关项目),诊疗中重要的结果、操作等须在相应部分有记录(如出现检验危急值报告、有输血医嘱,病程中须有相关记录)。"一致性"要求病历前后无冲突,无逻辑错误(如男性患者病历中无特殊情况不应包含女性器官、女性病症)。"准确性"要求无错别字等(如"结节"在电脑输入中可能被错写成"结界"),此类错误一旦发生系统会自动提示,甚至在修正前限制病历提交。除形式质控外,内容质控也是人工智能技术为病历质控工作提供的另一个优势功能,如判断病程记录是否存在大段复制粘贴内容、病历首页主要诊断选择是否准确等。但由于该功能不仅需要依托医学自然语言处理技术,还需海量既往病历数据进行建模和判断,因此目前应用范围不如前者。

4. 移动工作站 在住院病区场景,通过移动医生工作站,实现了移动查房、移动心电图、移动影像等医疗应用。利用人工智能技术,医生随时随地都可以访问住院患者病历信息,时刻掌握患者情况。在不方便进行笔录的场合,可使用语音录入功能,提高医生移动端录入积极性;通过医学知识智能检索,可随时为医生提供准确可靠的参考,帮助医生快速、规范地完成诊疗工作,有利于当场事当场处理,大幅提高工作效率。

(二)人工智能与智慧服务

智慧医院建设的第二个领域是面向患者的智慧服务。在人工智能技术的帮助下,医院可以为患者在诊疗全流程中提供一系列智能服务,使医疗服务流程更便捷、更高效,患者获得更好的医疗服务体验。目前,主流的人工智能服务包括但不限于以下几方面。

1. 智能预问诊　在预约挂号后、排队候诊时,利用人工智能技术,智能采集患者病情信息(包括主诉、现病史、既往史、过敏史等),自动生成电子病历同步给门诊医生,能够节省医生写病历时间,提高患者问诊参与度。

2. 智能医疗服务机器人　装配智能系统的机器人不仅可以进行自主导航、路径规划、动态避障、自主完成药品配送、标本运输、手术物资运输等任务,还可以识别人脸、动作、环境,理解环境语义,从而与外界互动,进行医院导览、专家/特色科室介绍、分诊挂号、药品查询、检查/检验报告查询、常见问题解答、用药提醒,甚至还可以进行陪伴看护、休闲安抚等。

3. 人工智能语音随访　根据医院和科室的随访要求,设计随访问卷与患者进行智能语音交流,收集患者反馈,完成问卷数据采集,随访、填表、生成数据报告一步到位。此外,患者康复后,智能电话会对患者进行回访,收集患者反馈,汇总患者建议,自动生成统计图表,辅助医疗质量。得到病人的满意是医院最大的回报,做到医生安心、家人放心。

(三)人工智能与智慧管理

智慧医院建设的第三个领域是面向医院管理的智慧管理。人工智能技术的应用,相当于为医院管理体系配备了事无巨细的慧眼和算无遗策的大脑,帮助医院对人、财、物乃至安全情况开展全面地精细化管理,在减轻人力负担的情况下,极大提升了医院运营管理的效率和水平。下面是目前在智慧管理中常见的人工智能应用。

1. 智能运营监管　财务、业务、人事一体化联动,提高运营管埋部门的协同效率,支持运营数据综合分析和管理决策。

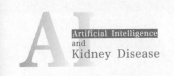

2. 智能物资管理　利用物联网技术进行资产全生命周期管理,实现药品、试剂、耗材等物品全流程追踪;对医疗废弃物和医疗污染物实现全过程闭环监控和全过程管理;实时对医疗设备、水、电、气、暖等各类能源基础设施进行监测和管控。

3. 智能安防监管　以视频监控图像大数据为核心,通过人脸识别等技术,智能安防系统可实时掌握院内各场景人员进出、流动情况,一旦发现异常可立即向保卫部门发出预警,有效保障患者和医务人员的人身财产安全。

三、前景与展望

人工智能技术的应用已经涉及当前智慧医院建设的方方面面,为医院的运行模式乃至整个医疗大环境的发展方向带来革命性改变。尽管目前面临众多挑战与不确定性,但毋庸置疑的是,伴随着科技的不断拓展与成熟,人工智能还会为智慧医院建设带来更多令人赞叹的惊喜。

未来不远,未来已至,未来如何,可拭目以待。

（刘新奎）

第二节　人工智能与区域医疗

区域医疗的概念是随着我国分级诊疗制度的发展而逐渐形成的,行业内公认的解释是指在一定区域范围内进行医疗资源整合和优化配置,以提供更高效、更均衡医疗服务的医疗模式。

在国家新医改政策有力推动下,作为医疗卫生服务体系改革的重点,区域医疗在全国各地实践探索取得了明显成效,分级诊疗体系有效落实,医疗服务效率增幅明显。但同时也存在着医疗资源总量缺乏、地区分布不均衡、学科协同碎片化、基层医生素质有待提升等问题。随着

5G 网络、人工智能、医疗物联网、云计算、大数据等新技术的快速发展并在医疗行业的普遍应用,以人工智能等新兴技术为纽带,探索区域医疗服务新模式,逐步缓解当前存在的看病难题,是目前医疗探索创新的重要方向。

一、政策背景

以分级诊疗为切入点,国家从政策层面不断指引着区域医疗从顶层设计逐步走向落地实施,且已初步形成了符合我国实际国情的服务模式。

分级诊疗制度建设是合理配置医疗资源、促进基本医疗卫生服务均等化的重要举措,是深化医改、建立中国特色基本医疗卫生制度的重要内容。自 2009 年以来,各地相继开展分级诊疗探索工作。2015 年 9 月,国务院办公厅正式印发《关于推进分级诊疗制度建设的指导意见》,指出要加快推进分级诊疗制度建设,形成科学有序就医格局,提高人民健康水平,进一步保障和改善民生。通过组建医疗联合体(简称医联体)、对口支援、医师多点执业、鼓励开办个体诊所等多种形式,提升基层医疗卫生服务能力。区域内要加快推进医疗卫生信息化建设,促进跨地域、跨机构就诊信息共享。

作为区域分级诊疗建设的重要内容,2017 年 4 月,国务院正式出台医联体建设文件《关于推进医疗联合体建设和发展的指导意见》,明确要求全面启动多种形式的医联体建设试点,三级公立医院要全部参与并发挥引领作用,所有二级公立医院和政府办基层医疗卫生机构全部参与医联体。医联体内可建立医学影像中心、检查检验中心、消毒供应中心、后勤服务中心等,为医联体内各医疗机构提供一体化服务。文件还提出了医联体的四种模式,并提出加强规划设计,充分发挥信息系统对医联体的支撑作用。

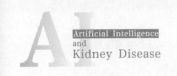

同年,国务院印发《新一代人工智能发展规划》,将人工智能的快速发展提升到了战略层面,针对医疗领域,提出智能医疗概念,指出推广应用人工智能治疗新模式和新手段,建立快速精准的智能医疗体系。探索智慧医院建设,开发人机协同的手术机器人、智能诊疗助手,研发柔性可穿戴、生物兼容的生理监测系统,研发人机协同临床智能诊疗方案,实现智能影像识别、病理分型和智能多学科会诊。

随着互联网技术的不断发展和成熟,2018年4月,国务院办公厅印发《关于促进"互联网+医疗健康"发展的意见》,提出医疗联合体要积极运用互联网技术,加快实现医疗资源上下贯通、信息互通共享、业务高效协同,便捷开展预约诊疗、双向转诊、远程医疗等服务,推进"基层检查、上级诊断",推动构建有序的分级诊疗格局。鼓励医疗联合体内上级医疗机构借助人工智能等技术手段,面向基层提供远程会诊、远程心电诊断、远程影像诊断等服务,促进医疗联合体内医疗机构间检查检验结果的实时查阅、互认共享。

为进一步推动健康中国建设,更好地实施分级诊疗和满足群众健康需求,提高县域医疗卫生资源配置和使用效率,加快提升基层医疗卫生服务能力,2019年5月,国家卫生健康委员会和国家中医药管理局印发《关于推进紧密型县域医疗卫生共同体建设的通知》和《关于开展紧密型县域医疗卫生共同体建设试点的指导方案》,要求通过建设紧密型医共体,进一步完善县域医疗卫生服务体系,提高县域医疗卫生资源配置和使用效率,加快提升基层医疗卫生服务能力,推动建立分级诊疗、合理诊治和有序就医的新秩序。

2020年7月,国家卫生健康委员会与国家中医药管理局联合印发《医疗联合体管理办法(试行)》,全面梳理了自医疗联合体建设发展以来的试点工作,并总结提炼各地经验教训,形成了医疗联合体管理的规范性文件,这对于推动我国医疗联合体持续高质量发展具有重要的现实意义。《中华人民共和国基本医疗卫生与健康促进法》也在 2020 年正式开始实施，明确提出"县级以上地方人民政府根据本行政区域医疗卫生需求，整合区域内政府举办的医疗卫生资源，因地制宜建立医疗联合体等协同联动的医疗服务合作机制"，首次将建设医疗联合体纳入立法支持和规范的层面。

2021 年 5 月，国务院办公厅印发《关于推动公立医院高质量发展的意见》，要求组建由三级公立医院或代表辖区医疗水平的医院牵头，其他若干家医院、基层医疗卫生机构、公共卫生机构等为成员的紧密型城市医疗集团，统筹负责网格内居民预防、治疗、康复、健康促进等一体化、连续性的医疗服务。

2023 年 3 月，国务院办公厅印发《关于进一步完善医疗卫生服务体系的意见》，着力促进优质医疗资源扩容和区域均衡布局，发展公共卫生和基层服务等薄弱环节，加强机构管理和分工协作，推进医学医疗中心、城市医疗联合体及县域医共体建设。要充分发挥信息技术支撑作用，发展"互联网＋医疗健康"，建设面向医疗领域的工业互联网平台，加快推进互联网、区块链、物联网、人工智能、云计算、大数据等在医疗卫生领域中的应用，加强健康医疗大数据共享交换与保障体系建设。

经过多年的建设，我国区域医疗发展成绩显著，截至 2020 年底，全国共组建了城市医疗集团 1 666 个，县域医疗共同体 4 028 个，跨区域专科联盟 5 900 个，远程医疗协作网 4 075 个，未来还有越来越多的社会医疗机构加入我国医疗联合体建设。同时，"十四五"以来，国家层面加大了对区域医疗中心建设的推动力度，国家区域医疗中心建设提档升级，省级区域医疗中心建设同样步入"快车道"。截至 2023 年，已设立 13 个专业性国家医学中心、76 个国家区域医疗中心，以解决群众异地就医流向和重点疾病的就医问题，极大地推动了各地优质医疗资源扩容和进驻基层。

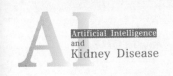

二、人工智能在区域医疗的应用

随着国家政策的指引和现代医学科技的发展，各种新技术逐步渗透进医疗领域，人工智能应用在医疗领域可以解决很多医疗上的问题，比如可以快速进行疾病筛查，辅助医师对疾病进行诊断，从而提高医院和医师的工作效率。当前人工智能在医疗领域的应用主要在以下几个方面：虚拟助手、疾病诊断与预测、医疗影像、病历 / 文献分析、医院管理、智能器械、新药研发、健康管理和基因测序等。本章节重点介绍了人工智能技术在影像、病理、心电图及区域医疗质控等方面的应用。

（一）影像人工智能

医学影像是医疗健康领域中的一个关键组成部分，它为医生和临床医疗团队提供了非常重要的信息，有助于诊断和治疗疾病。在众多医疗健康领域中，医学影像的图像数据量巨大，通常采用全球标准化 DICOM（数字成像和通信医学）存储格式。目前，AI 在医学影像领域的临床应用主要在影像诊断环节，多集中于病变检出、识别以及良恶性判断等。一方面，利用 AI 的感知与认知性能对医学影像进行识别，挖掘重要信息，为经验不足的影像科医生提供帮助，从而提高阅片效率；另一方面，通过机器学习对大量影像数据和临床信息进行整合并训练 AI 系统，使其具备诊断疾病的能力，有利于降低影像科医生的漏诊率。相比现有的影像科工作模式，AI 系统不受外界因素干扰，并时刻保持高效连续的工作状态，有助于提升影像科医生阅片的效率和质量。此外，近年来医学影像 AI 相关研究也备受关注，尤其在肿瘤领域的应用，包括肿瘤的定性、临床分级分期、基因分析、疗效评估和预后预测等。

尽管医学影像 AI 研究及应用在国内外蓬勃发展，但基于 AI 模型的预测结果与疾病的发生、进展以及影像学表征之间的关系尚不清晰，仅依靠机器学习方法对数据进行分析和挖掘，不足以解释医学影像与临床结果之间的关系。

(二)病理人工智能

病理学在恶性肿瘤诊断中一直被认为是"金标准"。传统病理组织形态的判读多依赖病理医师的经验,对各种形态信息、分子信息、组学信息的高效整合、提炼需要更客观、更高通量的方法来辅助实现。这时病理人工智能发挥了关键作用,它通过人工智能算法对数字化的病理切片进行诊断。数字病理技术构成了病理人工智能的基础,而模型的构建则是其关键。病理人工智能将促进精准诊疗的实现,减少病理医师的重复性工作,实现跨地域病理诊断资源共享。病理人工智能在肿瘤领域的应用涵盖了辅助诊断、指导治疗策略选择、评估治疗效果和预测预后等方面。

尽管目前诸多研究结果显示,人工智能在某些任务中的表现可以与人类专家相媲美,但真正实现人工智能病理诊断的应用仍然面临诸多挑战。例如病理人工智能模型训练需要非常大的数据量,当前的病理人工智能主要基于有监督学习,然而,有监督学习依赖海量的标注数据,这严重制约了人工智能系统的开发和落地。尽管存在挑战,基于深度学习的人工智能方法在数字病理学方面的前景仍被看好。构建多维度、多模态肿瘤人工智能病理诊断系统,完成可信度和可靠性测试,实现临床应用,以提高肿瘤诊断、预后判断及个体化治疗策略指导的精准度是目前前进的方向。虽然人工智能已经进入肿瘤临床实践,仍需要不断努力,充分发挥其潜力。

(三)心电图人工智能

心电图因其无创、无痛、价格低廉、检查方便等优点,成为目前临床上评估心脏状态最常用的工具之一。近年来,人们利用新兴的人工智能技术,在心电分析领域取得了突破性进展,包括心电图(electrocardiogram,ECG)信号分析、心律失常诊断、预测心血管疾病风险等。在人工智能技术的辅助下,心电数据判读模式发生了改变,由医护专家或临床医生判读转换为人工智能辅助专家决策,极大地缩短了判读时间,提高了诊断

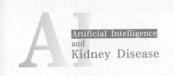

效率。同时,在云计算技术的加持下,通过共享区域内所有医疗机构的心电检测数据,可以实现基于人工智能技术的远程心电诊断服务。这将有效缓解心电图诊疗人才分布不均衡、基层医疗卫生机构(如社区卫生服务站、社区卫生服务中心、乡镇卫生院等)缺乏精通心电图诊断医生的问题。

人工智能技术已经给传承百年的心电图带来了新的活力。然而,这一技术依然面临众多挑战与难题。例如,心电图数据标准化问题。目前尚缺乏统一标准的心电输入格式和数据预处理标准。此外,心电数据的获取和存储是一项耗时耗力的任务,大规模的心电数据集对于训练和验证模型的性能至关重要。受限于数据获取的成本和难度,目前可用的大规模数据集相对较少。

(四)区域医疗质控人工智能

人工智能在区域医疗质量控制方面的应用也正在逐渐引起人们的广泛关注。区域医疗质量控制是指通过整合和分析大规模的医疗数据,利用人工智能算法来提高医疗服务的质量和效率。

区域医疗质量控制需要整合来自不同医疗机构和不同部门的数据,包括临床数据、患者健康档案、协同诊疗数据等。传统的数据整合和分析过程往往耗时且容易出错,而人工智能算法可以自动提取和整合大规模的医疗数据,并进行高效的数据分析。这样可以帮助医疗机构更好地了解患者的健康状况、病历和治疗效果,为决策提供更准确的依据。通过分析大规模的医疗数据,人工智能算法可以识别出潜在的医疗风险和质量问题。例如,可以实时监测手术过程中的关键指标,提前识别手术并发症发生风险;可以通过分析患者的病历和医疗保险数据,预测出患者可能面临的慢性病发展风险。这样可以提前采取预防措施,减少医疗事故和不良事件的发生,提高医疗服务的质量和安全水平。人工智能算法还可以识别出医疗服务的瓶颈和不合理的资源分配,进而优化医疗过程,提高医疗服务效率。例如,可以通过分析病人就诊等待时间和就诊时间数据,优化医院排班和资源分配,减少患者的等待时间,提高就诊效率;可以通过分析医生的处方数据,优化药物的使用和管理,减少药物滥用和不良反应的发生。这样可以提高医疗资源的利用效率,优化医疗服务的质量和效果。

然而,人工智能在区域医疗质量控制方面的应用也面临一些挑战,如数据安全和隐私保护的问题以及算法的可解释性问题。因此,需要进一步研究和发展可解释的人工智能算法,提高算法的可信度和可靠性。

三、前景与展望

人工智能技术在区域医疗的应用前景非常广阔,有望在多个方面带来革命性的改变和提升。

(一)精准医疗

人工智能技术可以通过分析大数据来帮助医生制定个性化治疗方案。通过结合患者的基因数据、生理数据和病历数据等,人工智能算法可以精确识别出患者的疾病风险、预测治疗效果,并为医生提供个性化治疗建议。这将在提高治疗效果和减少不必要的医疗费用方面发挥重要作用。

(二)医疗大数据分析

随着医疗信息化的发展,医疗行业积累了大量的医疗数据。人工智能技术可以通过对这些医疗数据的整合和分析,挖掘出有价值的信息,为医生和医疗机构提供决策支持和改进建议。未来,人工智能技术将在医疗大数据分析和管理方面发挥越来越重要的作用,从而提高医疗服务的质量和效率。

(三)医疗资源分配与均衡

在医疗资源有限的情况下,人工智能可以帮助实现医疗资源的合理

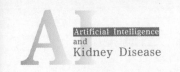

分配与优化利用。通过数据分析，人工智能可以准确预测某地区疾病的流行趋势，以及未来可能需要的医疗资源。这可以帮助医疗机构科学决策，提前做好准备，以确保病患得到及时的治疗和关怀。同时，人工智能还可以通过远程医疗技术，将专业医生的意见和建议传递到偏远地区，以缓解医疗资源不足的问题。

(四)远程手术与医疗培训

随着5G技术和远程操作技术的发展，人工智能在远程手术方面也将有巨大的应用前景。医生可以通过远程操作机器人来进行手术，实现专家对偏远地区手术的指导和支持。此外，人工智能还可以用于医疗培训，通过虚拟现实技术来模拟手术场景，以协助医生进行实际操作练习。

随着技术的不断发展和创新，人工智能将为提高医疗服务质量和效率提供更多支持，为患者健康提供更好的保障和关怀。然而，在推动人工智能技术的应用过程中，也需要解决一系列的挑战和问题，如数据隐私和安全、算法可解释性等，以确保人工智能技术的可靠性和可信度。展望未来，随着人工智能技术的不断发展和完善，我们可以期待进一步实现精准诊断、个性化治疗方案制订以及医疗资源优化分配。同时，政府、医疗机构、科研机构和技术公司需要共同合作，建立相应的规范和标准，推动人工智能技术在医疗领域的深入创新应用，为人民的健康福祉作出积极贡献。

（杨扬）

AI

第四章

人工智能在肾脏疾病中的应用

第一节　肾脏疾病数字疗法与智慧肾病概述

数字疗法,或称数字化智能诊疗系统,是利用信息通信、数据分析技术结合临床实践指导反馈,进而实现疾病的早期预警、辅助诊断、并发症监测、个体化治疗及转归预测等一系列全病程管理办法。它结合了医学、健康管理和信息技术,旨在提供更精准、个体化和智能的肾脏疾病管理和护理方案。

通过使用外部检测设备或患者自主输入,诊疗系统可以收集和监测与肾脏疾病相关的生理参数,如血压、血液和尿液分析结果、体重变化等。这些数据有助于及时了解患者的健康状况和疾病进展。基于患者的病情数据和个体特征,诊疗系统可以生成患者的个体化诊疗计划和相关建议;并针对患者特定需求,提供复诊时间建议、治疗方案解读、用药指导与提醒、饮食控制和运动建议等,以优化疾病管理效果。

诊疗系统还可以通过远程监护和咨询,提供患者与医生或护士实时沟通和远程医疗服务。这种远程监护可以帮助医护人员及时了解患者状况,并提供指导和支持,以减少患者的就诊次数和医疗成本。此外,通过应用数据分析和人工智能技术,诊疗系统可以对大量的患者数据进行处理和分析,从而提取有用的信息和模式。这些分析结果可以用于肾脏疾病的风险

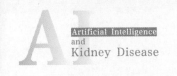

评估、疾病进展预测、个体化治疗建议和医疗资源的优化分配等。

　　肾脏疾病数字疗法的目标是改善肾脏疾病患者的生活质量，减少并发症的发生，提高治疗效果。它为患者提供了更方便、个性化和综合的肾脏疾病管理方案，并有望在肾脏疾病的早期诊断、治疗和康复过程中发挥重要作用。

（刘章锁，段家宇）

第二节　人工智能在肾脏疾病风险预测中的作用

一、引言

　　肾脏疾病是世界范围内一个重要的公共卫生问题，据估计全球有7.5亿人患病，特别是随着糖尿病、高血压、肥胖和衰老人群的增加，其发病率正在呈不断上升的趋势。由于具有发病隐匿以及临床表现多样等特征，肾脏疾病患者确诊时已经存在大部分肾脏功能丧失的情况，这严重地影响了患者的预期寿命和生活质量，而由此产生的高额治疗费用也给社会带来了巨大负担。

　　大体来说，肾脏疾病主要包括急性肾损伤（acute kidney injury，AKI）和慢性肾脏病（chronic kidney disease，CKD）。AKI是指由多种病因引起的肾功能快速下降而出现的一组临床综合征，是住院患者尤其是危重症患者常见的并发症，其发病率在全球呈增加趋势。AKI的病因和发病机制复杂，众多因素影响疾病进程，患者预后差，死亡和终末期肾脏病发生风险高，住院花费高。调查显示，住院患者中仍然有高达3/4的AKI患者没有得到诊断，势必会影响患者预后。因此，如何早期发现及科学管理AKI患者是亟须解决的难题。

　　CKD是各种原因（感染、免疫、肾毒性药物、高血压、糖尿病等）引起的肾脏结构或功能异常疾病，表现为血、尿成分异常，或影像学检查异常,或不明原因引起的肾小球滤过率(glomerular filtration rate,GFR)< 60ml/(min·1.73m^2)持续 3 个月以上。目前,尚无有效方法治愈慢性肾脏病,患者肾功能受损后一般不可逆转,而且随着时间推移会达到严重恶化的程度,还存在临床显著的合并症以及不良预后。CKD 患病人数在世界人口中占比达 11%~13%,其中有超过 300 万 ESRD 患者依赖于昂贵的透析治疗或肾脏替代治疗,由此产生沉重的社会经济负担。我国流行病学调查研究显示,CKD 患病率为 10.8%,并随着糖尿病和高血压患病率的增加而呈上升趋势,而由肾小球肾炎导致的 CKD 死亡率有所下降。目前,尚缺乏有效的生物学标志物预测 CKD 的发生。

二、人工智能与疾病的风险预测

疾病风险预测是指借助人工智能中的方法与技术,从海量医疗数据资源中挖掘并发现疾病发生概率或预后趋势,达到以更优的模式对疾病实施预防、干预和管理的目的。在大数据时代背景下,借助统计学、机器学习、深度学习等方法与技术,AI 会将医生的临床经验转化成精细的数据分析过程,构建合理的推理逻辑,从而揭示疾病中隐藏的规律,提出"有理有据"的观点,推动医学新理论和新知识的发现。

AI 建立疾病风险预测模型的流程包括数据集的采集与构建、数据清洗、模型构建、模型评价和模型利用。确立研究目标后,基于不同的临床研究平台采用系统对接、表单提取、数据推送、大文件传输等多种方式实现多源数据的采集与集成,结合自然语言处理技术将知识图谱和数据库等多源数据进行同步化、标准化高效存储。数据清洗需以结构化、归一化和标准化方式处理患者的病史、体格检查结果、实验室检查、影像检查、病理检查、病历、用药、随访等原始数据,再由医疗专业人员审核数据,严格把控数据质量,构建出高质量数据集。现有的肾脏疾病临床研究平台有:①美国肾脏病数据系统 USRDS;②中国肾脏病大数据平台;③中国肾

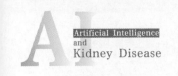

脏病大数据协作网平台。模型构建采用支持向量机、XGBoost、AdaBoost、LightGBM、人工神经网络、决策树等机器学习算法，自动学习数据表征，建立最优模型并筛选得到最佳特征变量。模型评价通过交叉验证、外部数据集验证等方式实现，评价的指标包括准确率（accuracy）、精确率（precision）、召回率（recall）、综合评价指标（F-score）。实现模型利用既是体现科研成果转化的重要途径，又是真正做到精准医疗的决定环节。

伴随着肾脏基因组平台、肾脏病生物样本库平台的建立，丰富、多样化的数据资源加入到疾病风险预测模型中，极大地提高模型的临床预测性能，推动模型的临床应用。正确运用人工智能技术开展针对肾脏疾病的发病机制、诊断标准和治疗方法的表型研究和机制研究，可以为精准治疗和疾病防治的创新发展提供理论基础，减轻肾脏疾病带来的社会和经济负担。

三、人工智能构建肾脏疾病风险预测模型的范例

（一）急性肾损伤（AKI）

AKI 是住院患者的一种严重综合征，不良事件和临床并发症是导致 AKI 发病率高和患者预后差的主要原因，因此，对 AKI 进行提前预测非常有意义，但现有的连续性 AKI 风险模型还未达到临床使用水平。如何早期发现及科学管理 AKI，仍然是临床的难题。针对上述情况，目前已发表了多款 AKI 的 AI 预测模型，包括预测外科大手术或心脏介入手术后 AKI 发生风险、老年人群中 AKI 发生风险、烧伤后 AKI 发生风险等，具有较高的准确性和区分度。现将代表性研究列举如下。DeepMind 通过对超过 70 万份健康电子病历数据进行分析，研发出了一种新的深度学习算法，可实现在 AKI 发生前 48 小时向医师发出警告，并能提前 48 小时检测出 55.8% 的住院患者存在 AKI 发生风险。这一模型的亮点是"实时遥测"，然而却受限于使用并非 AKI 理想标志物的血清肌酐作为预测

指标。胡勇等利用美国 PCORnet 平台(该项目整合了美国数百个卫生系统的电子病历)开发了 AKI 预测模型,可以连续计算所有住院患者自入院开始未来 48 小时内 AKI 的发生风险。该模型在内部数据集中预测AKI 的受试者工作特征曲线下面积(area under the curve, AUC)为 0.84,外部数据集 AUC 为 0.80。相比于 DeepMind 模型,该研究的重点是开发可解释的"白盒"AKI 预测模型,使之可以在不同的机构和中心使用。研究者评估了其在六个独立卫生系统之间的可运输性。结果表明跨站点性能可能会降低,不同人群的风险因素异质性可能是造成此结果的原因。虽然 AI 模型在原医院能精确运行,但如何在目标医院使用仍是一个悬而未决的问题。

为此,研究者推导了一种预测 AI 模型可运输性的方法,用于加快 AI模型在医院外部的适应过程。今后,需持续改进模型算法,采用先进的数据协调技术来解决患者和数据异质性问题。

(二)慢性肾脏病(CKD)

在预测慢性肾脏病发生、进展方面,目前有较为突出结果的研究主要集中于 IgA 肾病、糖尿病肾病(diabetic nephropathy, DN)、狼疮性肾炎(lupus nephritis, LN)等疾病领域。

1. IgA 肾病　IgA 肾病是我国最常见的原发性肾小球肾病,调查显示 20%~40% 的 IgA 患者在确诊后 10~20 年内会进展至 ESRD。因此,早期预测对延缓疾病进展具有重要意义。2015 年,Diciolla 等人建立了预测 IgA 肾病患者最终达到 ESRD 以及未来 5 年内达到 ESRD 可能性的模型,其研究成果已被开发成基于网络的临床诊疗智能决策支持系统供全球使用。2019 年,我国学者刘志红院士及其团队建立了 IgA 肾病患者的肾脏预后风险预测系统,包含了精准的 XGBoost 概率预测模型以及简化版的评分模型,在全国 18 家中心 1 025 例患者的外部验证队列中的预测准确率达到 84.0%。与现有的预测模型相比,该模型预测精准性更高,

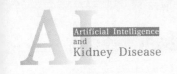

进一步推动了 AI 算法在疾病风险预测方面的应用。2020 年,意大利与希腊的研究人员回顾性分析了 948 例原发性 IgA 肾病患者资料(包括临床数据、病理数据、治疗情况),通过人工神经网络开发了工具 DialCheck 2.0,可实时反映患者在未来 5 年内(AUC=0.82)或 10 年内(AUC=0.89)进展为 ESRD 的可能性,该工具的实用性已得到广泛认可,可通过线上预测地址在智能手机上使用,为医师提供参考,降低 ESRD 进展风险。

2. 糖尿病肾病　DN 是糖尿病患者最常见的微血管并发症之一,也是导致糖尿病患者死亡的重要原因。因此,人群发生 DN 风险的早识别、早分层对改善患者预后至关重要。临床上以微量白蛋白尿作为 DN 的诊断指标,缺乏特异度及灵敏度,且与肾小球滤过率之间的相关性也不强。此外,出现微量白蛋白尿表明肾小球在结构上已经发生了一定程度的损伤。为了探索对早期 DN 的"高能预警"方案,2020 年我国学者常宝成教授及其团队应用荟萃分析及系统评价,在世界范围内大样本前瞻性研究基础上,建立了具有高预警性及广泛普及性的"DN 风险模型",纳入了多个危险因素并转化为评分表。该模型利用国内单中心数据进行了外部验证,最终确定了与 DN 发生相关的 10 项危险因素,包括年龄、体重指数(body mass index,BMI)、糖尿病性视网膜病变、吸烟、糖化血红蛋白(HbA1c)、收缩压(SBP)、高密度脂蛋白胆固醇(HDL-Ch)、甘油三酯(TG)、尿白蛋白肌酐比(UACR)和 eGFR。以临床常用指标建立的评分表,实用性强,便于在临床上推广,对于 DN 高危患者,通过及时调整治疗方案,既可以降低 DN 的未来发生风险,又可以综合、实时评判 DN 的发病风险,积极推动了 DN 的一级预防。

2021 年,澳门科技大学、四川大学、清华大学、中山大学、北京邮电大学等多单位合作,共同开发了一种能够分析视网膜眼底图像以检测 CKD 和 2 型糖尿病(T2DM)的智能手机 AI 系统。研究展示了深度学习模型可通过仅从眼底图像或结合临床元数据(年龄、性别、身高、体重、体重指数和血压)识别 CKD 和 T2DM。该模型使用来自 57 672 例患者,共 115 344 张视网膜眼底照片进行训练和验证,还可用于预测 eGFR 和血糖水平,并根据疾病进展风险对患者进行分层。该研究通过基于人群的外部验证队列和一个使用智能手机捕获的眼底图像进行的前瞻性研究,评估了该模型的普适性,并评估了其在纵向队列中预测疾病进展的可行性。依靠该模型,有针对性地筛查人群可能有助于为最有可能患上 CKD 或 T2DM 的人提供降低风险的干预措施。2022 年,陈香美院士团队基于电子病历数据,利用 7 种不同的机器学习方法构建了可用于预测 T2DM 患者未来 3 年发生 DN 风险的模型,其中由 LightGBM 建立的风险预测模型纳入了 8 项危险因素,包括年龄、同型半胱氨酸(Hcy)、HbA1c、BMI、血清白蛋白(ALB)、eGFR、碳酸盐、低密度脂蛋白(LDL),可促进对 T2DM 患者实施更为有效的管理策略。

3. 狼疮性肾炎　LN 是我国最常见的继发性肾小球肾炎,患者临床病理表现多样,治疗反应及预后不一,且复发率高,在现有治疗模式下仍达到 39.3%。同样,将机器学习和统计方法结合,刘志红院士团队也建立了针对 LN 患者的复发预测模型。该模型纳入 1 694 例肾活检确诊的 LN 患者的长期随访资料,准确预测 5 年内 LN 复发风险,并进行风险分层,从而为个体化治疗和管理提供更多的依据。2021 年,来自美国南卡罗来纳医科大学医学部的 Jim C. Oates 团队和来自美国俄亥俄州立大学医学院 Brad H. Rovin 团队合作,应用机器学习结合传统临床数据和新型尿液生物标志物的方法,建立了 LN 一年治疗反应的预测模型。该模型对来自 4 个不同亚队列的 246 例患者进行了训练,并在具有 30 例 LN 患者的独立队列中进行了验证。研究构建了 7 个模型,3/4 的模型具有良好的预测价值,受试者工作特征曲线下面积大于 0.7。然而,在常规应用于临床实践指导治疗之前,仍需进一步验证机器学习作为临床决策辅助工具的效用。

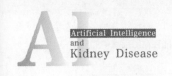

四、展望

肾脏疾病发病率高、死亡率高，但知晓率低，一些患者首次就诊时已经处于严重肾损伤阶段，往往会错过最佳治疗时机。因此，肾脏病的早期诊断和治疗非常关键。近年来，人工智能技术在生命科学领域的发展日新月异，技术的成熟为我们带来更便捷高效的精确诊断和治疗方式。利用机器学习、深度学习等人工智能技术，我们开发了风险预测模型，用于评估肾脏疾病的患病风险、进展程度以及预后情况。人工智能技术的应用正在悄然改变着肾脏疾病预防和诊疗的面貌。我们正在见证医学实践从经验医学到循证医学，再到智能化辅助诊断的新时代。

虽然人工智能医学仍处于起步阶段，但毫无疑问，通过利用多样且复杂的现实世界数据，人工智能将在不久的将来发展出适合临床常规应用的预测算法。这些算法的诞生可能会推动和引发对循证医学证据的讨论，而不仅仅是探索分析和解释数据之间的关系。在未来，AI 在临床中的作用越来越重要，它可以提高临床医生的工作效率，减轻外部压力。然而，人工智能在医疗领域的应用还面临着数据质量参差不齐、缺乏统一标准、科学验证不足以及数据的安全性、隐私性等多重挑战。同时，目前的研究主要是回顾性研究，缺乏大型的多中心研究。将人工智能大范围应用于肾脏疾病风险预测，融入临床工作，实现肾脏疾病"早发现"，"精确""动态"地调整干预措施，还需要更多学者和临床工作者的共同努力。

（李荣山，周晓霜）

参考文献

[1] TOMASEV N, GLOROT X, RAE J W, et al. A clinically applicable approach to continuous

prediction of future acute kidney injury[J]. Nature, 2019, 572(7767): 116–119.

[2] TOPOL E J. Deep learning detects impending organ injury in the clinic[J]. Nature, 2019, 572(7767): 36–37.

[3] SONG X, YU A S L, KELLUM J A, et al. Cross-site transportability of an explainable artificial intelligence model for acute kidney injury prediction[J]. Nat Commun, 2020, 11(1): 5668.

[4] CHEN T Y, LI X, LI Y X, et al. Prediction and risk stratification of kidney outcomes in IgA nephropathy[J]. Am J Kidney Dis, 2019, 74(3): 300–309.

[5] SCHENA F P, ANELLI V W, TROTTA J, et al. Development and testing of an artificial intelligence tool for predicting end-stage kidney disease in patients with immunoglobulin A nephropathy[J]. Kidney Int, 2021, 99(5): 1179–1188.

[6] JIANG W, WANG J, SHEN X, et al. Establishment and validation of a risk prediction model for early diabetic kidney disease based on a systematic review and meta-analysis of 20 cohorts[J]. Diabetes Care, 2020, 43(4): 925–933.

[7] ZHANG K, LIU X H, XU J, et al. Deep-learning models for the detection and incidence prediction of chronic kidney disease and type 2 diabetes from retinal fundus images[J]. Nat Biomed Eng, 2021, 5(6): 533–545.

[8] DONG Z Y, WANG Q, KE Y J, et al. Prediction of 3-year risk of diabetic kidney disease using machine learning based on electronic medical records[J]. J Transl Med, 2022, 20(1): 1–10.

[9] AYOUB I, WOLF B J, GENG L, et al. Prediction models of treatment response in lupus nephritis[J]. Kidney Int, 2022, 101(2): 379–389.

第三节　人工智能在肾脏疾病辅助诊断中的应用

一、引言

慢性肾脏病是目前临床上的常见病，我国成年人群 CKD 患病率约为 10.8%。肾脏疾病种类繁多，临床表现及病理改变具有多样性，治疗及预后差异明显。肾活检病理作为肾脏疾病诊断的金标准，对肾脏疾病的诊

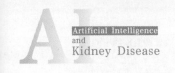

断至关重要,其准确率、对病变程度的判定直接关系到后续治疗方案的制定、临床预后的评估。目前诊断指标量化和疾病分型仍只能依赖人工计数和半定量评估,不仅诊断工作量大、难度高、耗时长,而且存在主观差异性和可重复性差等问题。在中国病理人才匮乏的大环境下,肾脏病理医生数量也严重缺乏,且水平参差不齐,从而限制了肾脏疾病病理诊断工作的高质量发展,影响肾脏疾病病理诊断和疾病治疗。随着人工智能技术的快速发展,越来越多的研究开始将人工智能应用于肾脏疾病病理辅助诊断,以提高诊断准确性和效率。本文将探讨人工智能在肾脏疾病辅助诊断中的作用、优势、挑战和未来展望。

二、人工智能在肾脏疾病病理诊断中的应用

与其他组织病理经常依靠单一染色不同,完整的肾活检病理检查均包含光镜(同时需要四种染色 HE、PAS、PASM 和 Masson 染色)、免疫荧光及电镜检查三部分,从不同角度反映肾组织包括肾小球、肾小管间质和血管的病变特点,根据不同的病变类型,再结合临床和实验室检查,最终做出诊断。此外,诊断后的疾病分型,另有许多指标需要量化。因此,人工智能在肾脏病理中的应用有其复杂性,目前有很多研究从不同层面进行了探索。下面分别从光镜病理、免疫荧光病理和电镜病理三部分进行介绍。

(一)光镜病理

光镜病理是肾活检病理中最基本、最重要的部分,光镜切片最先实现了数字化全切片图像(whole slide image, WSI),因此人工智能先在肾活检光镜病理中进行了探索和应用。常规肾活检光镜病理的病变描述首先是观察肾小球数,然后区分不同病变类型的肾小球,如球性硬化、节段性硬化、新月体等,还需区分肾小球系膜区增宽的程度,最后再观察肾小管间质和血管病变等。

1. 肾小球及其病变类型的识别　　从光镜病理图像中分割出肾小球是实现肾活检自动分析的基本步骤。机器学习的检测和分割技术分别提供了区域级分类和像素级分类,为肾小球定量、肾小球病变的自动检测奠定了基础。研究人员利用 CNN 算法从人和小鼠肾组织切片中识别肾小球,均能获得较高精确度和召回率。如 Kannan 等开发的 CNN 模型可以准确识别并分割肾活检 WSI 中的肾小球。Simon 等利用 SVM 模型来识别小鼠肾组织切片中的肾小球,精确度大于 90%,召回率大于 70%。Sheehan 等利用机器学习方法识别小鼠肾小球的精确度为 98.4%,召回率为 95.2%。Bukowy 等基于 Masson 染色切片建立的 CNN 模型,肾小球识别精确度和召回率分别为 96.94% 和 96.79%。Ginley 等人尝试将图像分析技术(肾小球颜色、纹理、结构间和结构内距离)与 CNN 算法结合,对糖尿病肾病(diabetic nephropathy, DN)患者肾活检样本中的肾小球特征进行量化并实现了肾小球分类。该模型的分类与高级病理学家对肾小球的量化和分类的一致性达到中等水平(Cohen's kappa: 0.55)。Zeng 等构建的 ARPS 系统,基于 CNN 算法,能自动识别肾小球,其平均精确度和平均召回率分别为 93.1% 和 94.9%。以上研究提示,人工智能可辅助病理医生自动识别肾小球。

识别肾小球后,须对肾小球病变类型进行区分,如球性硬化和节段性硬化肾小球、新月体等。Bueno 等开发的 CNN 模型可自动识别 WSI 中肾小球,并将肾小球分为正常和硬化两类。Jiang 等基于 Masson、PAS、PASM 三种染色人肾活检切片训练的 CNN 模型能自动分割、识别肾小球,并将其分为结构正常肾小球、球性硬化肾小球及其他病变肾小球三类,该模型在快照图片(snapshot image)和 WSI 数据集中均取得不错的识别效果。相较于快照图片(平均准确率 90.1%,F1 分数为 94.0%),该模型在 WSI 中的识别效果更为优异(平均准确率 95.7%,F1 分数为 91.4%)。Zeng 等构建的 ARPS 系统可识别并区分 IgA 肾病患者 PAS 染色下球性硬

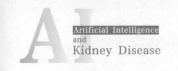
化、节段性硬化、新月体和无上述病变的肾小球,ARPS 识别三种肾小球病变的 Cohen's kappa 值分别达到 1.0、0.776、0.861,识别效能较好。Yang等将 CNN 和 RNN 结合,对细胞 / 纤维细胞新月体、毛细血管内细胞增生、透明物质沉积、中性粒细胞 / 核破裂、节段性硬化等不同肾小球病变进行识别和分类,精度 - 召回率平均曲线下面积(area under the precision-recall curve,PRC-AUC)可达 0.947,且模型在外部测试数据集上具有较好的泛化效果。以上研究结果提示,人工智能在识别肾小球病变类型方面取得了可喜的进展。

肾小球内固有细胞的识别和定量对肾活检病理诊断具有重要意义,与固有细胞定量相关的参数与病变严重程度和预后也可能密切相关。Zeng 等构建的 ARPS 系统不仅可以准确识别肾小球及其病变类型,还可以自动识别肾小球中的系膜细胞、内皮细胞、足细胞并进行各自定量,准确率达 92.2% 以上,识别效果优于初级病理医生,识别速度为初级病理医生的 50~100 倍。Govind 和 Zimmermann 等用足细胞抗体标记足细胞核,配对 PAS 染色 WSI 和相应的免疫荧光(IF)/ 免疫组织化学(IHC)WSI,通过转换 IF/IHC 图像作为相应标签图像,训练 CNN 和 GAN 网络,自动检测并定量足细胞数量,但这一过程比较烦琐。

2. 肾小管间质和肾脏整体结构的识别 肾活检病理不仅存在肾小球病变,常伴随有肾小管间质病变。肾小管间质病变的描述包括,间质炎细胞浸润及浸润细胞类型,肾小管间质急性病变,肾间质纤维化肾小管萎缩及其病变程度。目前肾小管间质病变程度的判断主要是通过人工半定量的方法进行,根据肾小管间质病变占皮质区的面积分为轻度(10%~25%)、中度(26%~50%)和重度(> 50%)。

Bevilacqua 等对肾小管和肾血管进行二分类,区分二者的精确度和召回率均大于 90%。Ginley 等使用 CNN 模型分割 DN 患者肾组织 PAS 染色中肾间质纤维化肾小管萎缩(interstitial fibrosis and tubular atrophy,IFTA)

百分比的 κ 值，与病理医生进行判断的 κ 值相近（模型：0.45~0.55，病理医生：0.41~0.58），且与患者预后显著相关。Jayapandian 等利用肾病综合征研究网络数据集（nephrotic syndrome study network，NEPTUNE）多种染色（HE、PAS、PASM 和 Masson 染色）WSI 建立的人工智能模型能自动分割肾小球、近端小管、远端小管、管周毛细血管、动脉等成分。

目前，移植肾排斥反应病理诊断的金标准是 Banff 评分。由于 Banff 评分的指标繁多，病理医生们在进行评估和分类时存在主观性偏差，且耗时耗力，从而影响对移植肾的肾活检病理的诊断。研究人员通过人工智能算法，将现有的诊断标准进行整合，构建了肾移植物组织学自动化分级系统。该系统展示了自动化分级通过纠正诊断错误和标准化异体移植排斥反应诊断来改善移植患者预后的前景。此外，肾小管萎缩、间质纤维化、间质炎症和纤维化等被认为是移植肾术后移植物失功的主要原因，研究人员还利用人工智能算法通过识别上述病变类型对移植物失功进行预测。以上研究提示目前人工智能可以识别肾小管间质，为整体肾活检光镜病理识别提供了基础。未来，随着人工智能技术的不断发展，基于人工智能的辅助诊断系统有望在整个肾活检光镜病理中得到应用。

（二）免疫荧光病理

除了光镜病理切片，免疫荧光切片也是肾脏疾病病理诊断的重要组成部分。临床常规的免疫病理染色项目包括 IgA、IgM、IgG、C3、C1q、κ 轻链和 λ 轻链等，但是由于荧光易淬灭的局限性，全部的图像信息很难留存，现存的荧光病理数据是在荧光显微镜下拍照保存。

Ligabue 等利用肾活检免疫荧光染色包括 IgG、IgA、IgM、C3、C1q、纤维蛋白原、κ 轻链和 λ 轻链等免疫荧光图片，建立 CNN 模型来判定沉积物的形状、部位、分布、强度，该模型预测免疫复合物沉积外观、分布、位置的准确度为 0.79~0.94，预测免疫复合物沉积强度的平均绝对误差（mean absolute error，MAE）为 0.398，均方误差（mean square error，MSE）

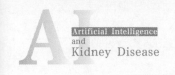

为 0.455,模型的识别速度比病理医生快 117 倍。

Zhang 等人建立的深度学习模型,能自动分割肾小球,并把肾小球 IgG、IgA 根据沉积位置分为毛细血管壁和系膜两类,根据沉积外观分为颗粒状、块状和线性样。该模型对沉积区域和外观的分类准确率分别达到 98% 和 95%。Pan 等建立的多任务学习(MTL)模型对 IgA 肾病、膜性肾病(membranous nephropathy, MN)、DN 和 LN 患者的 IF 图像进行分类,总体准确率为 0.97,AUC 为 0.995。该研究还采用高斯方法对中频图像进行模糊处理以模拟荧光显微镜聚焦不准确的情况,使用 MTL 方法用于图像质量评估、去模糊和疾病分类任务,并通过模糊的免疫荧光图像诊断四种类型的肾脏疾病。该模型在图像质量评估和去模糊任务中表现出良好性能,对于模糊中频图像,整体分类准确率为 0.91,AUC 为 0.98。随着技术的发展,针对荧光切片的 WSI 也已经投入使用,该技术有助于研究人员进一步探索人工智能在肾活检免疫荧光诊断中的应用。

(三)电镜病理

电镜是肾活检病理诊断中不可或缺的组成部分,但电镜制片复杂,耗时长,目前也只能获得电镜照片,无法获取 WSI,因此限制了人工智能在电镜中的应用。Alsadi 等最早尝试利用人工智能模型识别电镜照片中存在和不存在电子致密物的 F1 分数分别为 0.79 和 0.76。Hacking 等人设计了深度学习模型以分类 5 种不同的肾脏疾病,包括淀粉样变、糖尿病性肾小球硬化、膜性肾病、膜增生性肾小球肾炎(MPGN)和薄基底膜肾病。结果表明,该分类器具有良好的总体分类能力,在区分正常和病变肾脏时的精度 - 召回率平均曲线下面积(PRC-AUC)为 0.841,区分疾病队列的 ROC 曲线下面积(ROC-AUC)为 0.909。该研究不仅证实了深度学习模型应用于电镜图像分析的可行性,也为未来开发功能优化的 AI 辅助电镜模型奠定了技术基础。人工智能与冷冻电镜的结合,在蛋白结构预测和药物筛选等方面取得了一定进展,尚未应用于临床。

三、人工智能在肾脏疾病辅助诊断中的局限性

（一）数据质量及数据偏倚

目前，在肾脏疾病领域内各医学中心基于人工智能算法构建的诊断模型都是以本中心的数据作为训练集，对诊断模型进行训练。不同中心的数据质量控制标准存在差异，从而导致诊断模型在外部验证中出现准确率下降的情况。而且，人工智能算法需要大量高质量数据进行训练，但在医疗领域，获取足够的高质量数据可能会受到限制。各医学中心现有发表的研究模型均是基于小数据的诊断模型，其在肾脏疾病辅助诊断上的性能仍有待提高。

此外，由于某些疾病在不同人群中的发病率存在地区差异，这可能导致对特定人群的训练数据不足或发生偏倚，而这不可避免地会导致诊断模型可能在这些人群中产生不准确的结果，影响诊断模型的可靠性。

（二）诊断流程及模型可解释性

人工智能算法通常是基于数据的方法，但通常医生做出医疗诊断时需要具备丰富的临床专业知识并考虑存在的各种可能。现有的基于人工智能算法构建的诊断模型都是在具体的某个方面拥有优异的表现，但是并没有形成整体的诊断决策模型。因此，现有的算法模型可能会忽略医生在做出诊断时所使用的复杂决策流程，在应用范围上存在较大局限。虽然已经有研究者在这方面做出了尝试，但距离实际临床应用仍有很长的路要走。此外，传统的医学诊断需要医生与患者进行沟通，在患者存在疑问时需要向患者解释其诊断的依据。目前，许多人工智能模型如深度学习神经网络被认为是"黑盒"模型，其内部决策过程难以解释。在医疗领域，可解释性是至关重要的。医生和患者需要理解算法模型是基于何种依据提出了特定的诊断建议。在不了解诊断模型运行过程的背景下，医生们很难相信并认可模型提出的辅助诊断依据，从而抵触诊断模型的推广应用。

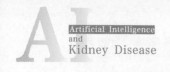

(三)诊断时效性及罕见病例

事实上,肾脏疾病的特征可能会随时间和地区发生变化。而且随着医学技术的不断发展,医生们对疾病的认识也不断发生改变。但是目前诊断模型的训练数据不具有时效性,存在一定的滞后性,它可能无法准确地适应这些变化。肾脏疾病领域有一些罕见病,如 Alport 综合征、法布里病(Fabry disease,Fabry 病)等。这些疾病的数据量很难满足模型训练的需要。因此,在这些疾病的诊断方面,基于人工智能算法的诊断模型可能会表现不佳,难以实际应用。

总之,人工智能在肾脏疾病辅助诊断中具有巨大的潜力和应用前景。通过图像识别和分析、数据挖掘和分析以及基于机器学习的辅助诊断等方法,人工智能可以提高肾脏疾病诊断的准确性和效率,为患者提供更好的治疗方案。然而,人工智能在肾脏疾病诊断中仍然面临一些挑战,需要进一步的研究和努力才能挖掘其最大潜力。未来,随着数据的不断积累和算法的不断优化,人工智能在肾脏疾病辅助诊断中的应用将变得更加广泛和成熟。更精确和高效的诊断模型将会被开发出来,从而帮助医生更好地管理和治疗肾脏疾病。此外,人工智能还将与其他技术,如基因组学和精准医学等结合,实现更加个性化和精准的肾脏疾病管理,为患者的健康提供更好的保障。

(曾彩虹)

参考文献

[1] ZHANG L X, WANG F, WANG L, et al. Prevalence of chronic kidney disease in China: a cross-sectional survey[J]. Lancet, 2012, 379(9818): 815-822.

[2] ZENG C H, NAN Y, XU F, et al. Identification of glomerular lesions and intrinsic glomerular cell types in kidney diseases via deep learning[J]. J Pathol, 2020, 252(1): 53-64.

[3] GOVIND D, BECKER J U, MIECZNIKOWSKI J, et al. PodoSighter: a cloud-based tool for label-free podocyte detection in kidney whole-slide images[J]. J Am Soc Nephrol, 2021, 32(11): 2795-2813.

[4] JAYAPANDIAN C P, CHEN Y, JANOWCZYK A R, et al. Development and evaluation of deep learning-based segmentation of histologic structures in the kidney cortex with multiple histologic stains[J]. Kidney Int, 2021, 99(1): 86-101.

[5] LOUPY A, MENGEL M, HAAS M. Thirty years of the International Banff Classification for Allograft Pathology: the past, present, and future of kidney transplant diagnostics[J]. Kidney Int, 2022, 101(4): 678-691.

[6] YOO D, GOUTAUDIER V, DIVARD G, et al. An automated histological classification system for precision diagnostics of kidney allografts[J]. Nat Med, 2023, 29(5): 1211-1220.

[7] ZHANG L, LI M, WU Y F, et al. Classification of renal biopsy direct immunofluorescence image using multiple attention convolutional neural network[J]. Comput Methods Programs Biomed, 2022, 214: 106532.

[8] PAN S, FU Y, CHEN P, et al. Multi-task learning-based immunofluorescence classification of kidney disease[J]. Int J Environ Res Public Health, 2021, 18(20): 10798.

[9] ZHU K F, YUAN C, DU Y M, et al. Applications and prospects of cryo-EM in drug discovery[J]. Mil Med Res, 2023, 10(1): 10.

第四节　人工智能在肾脏疾病精准诊疗中的作用

伴随着生物样本库、基因库、电子病历以及可穿戴设备等海量数据的积累以及基因组学、蛋白组学、代谢组学、多样化的细胞测定、纳米材料、人工智能、数字医学的飞速发展，现代医学模式逐渐由经验医学、循证医学向精准医学转变，开启了医学诊疗新纪元。

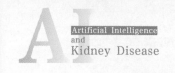

一、精准医学

（一）精准医学的定义

精准医学是以个体化医疗为基础，伴随着基因组测序、生物信息与大数据科学的交叉应用而发展起来的新型医学概念与医疗模式。其本质是通过基因组、蛋白质组等组学技术和生物医学前沿技术相结合，对大样本人群与特定疾病类型进行生物标志物的分析与鉴定、验证与应用，从而精确寻找到疾病原因和治疗靶点，并对一种疾病不同状态和过程进行精确分类，最终达到对疾病和特定患者进行个体化精准治疗的目的，提高疾病诊治效率。它偏重以人为中心，具有预测性（predictive）、预防性（preventive）、个性化（personalized）与参与性（participatory）"4P"特性。精准医学会深入到微小的分子和基因组信息水平，根据每位患者个体差异来明确诊断并调整治疗方案或方法，不同于原有的"一刀切"的治疗方法。

精准诊疗作为精准医学中一个重要内容，其内涵主要体现在三个方面：一是精确诊断，即整合患者临床信息以及基因、蛋白质、代谢物等生物信息，进行深入分析，进而实现疾病的精确诊断；二是个体化治疗，即根据患者的个体差异，制定个体化治疗方案；三是预防为主，即通过对疾病早期发现和早期治疗，实现疾病的预防和控制。

（二）精准医学的兴起和全球发展

精准医疗作为精准医学的核心概念之一，事实上已经存在多年。20世纪90年代人类基因组计划启动被认为是推进精准医疗的重大事件。随着人类基因组计划完成及二代测序技术兴起，生物信息学数据量急剧扩增，精准医学的发展进入了一个新的阶段，逐渐成为国际科技竞争制高点和新的经济增长点。

2011年，美国率先发出"迈向精准医学"的倡议。2015年时任美国总统奥巴马在演讲中提出了"精准医学（precision medicine）"计划，旨在推动个体化基因组学研究,实现依据基因信息为患者制订个体化医疗方案。目前,美国"精准医学计划"已全面实施,重点布局了覆盖全美公民健康的"百万人群队列"项目(All of Us Research Program),预期在2025年以前实现100万参与者招募及多样化数据的采集。英国继"10万人基因组计划"(100 000 Genomes Project)(2012—2018年)完成后,又提出了100万、500万人全基因组测序计划,目前均已进入实施阶段。同时,还持续支持英国生物样本库(UK Biobank)的迭代升级。欧盟在2014年即以精准医学理念指导制定"创新药物2期计划(IMI2)",其主题是实现精准医学,即在正确的时机向合适的患者提供正确的预防治疗措施。欧盟新一轮规划中也持续列入精准医学,如2020年出台的欧盟科技规划——"地平线欧洲"工作方案(2021—2027年)。

2016年我国将"精准医学研究"列为优先启动的重点专项之一,以我国常见高发、危害重大的疾病及若干流行率相对较高的罕见病为切入点,建立大规模自然人群国家大型健康队列、重大疾病专病队列、生物医学大数据共享平台等。目前,多个大型医院已开展针对心血管病、肿瘤、肝胆外科疾病、眼科疾病的精准医学预防诊治的研究与服务。精准医学正以春笋破土之势改变着医学未来的诊疗模式。

二、人工智能技术在精准医学中的运用

精准医学的发展依赖于基因组测序、多组学分析、医疗大数据、高性能计算、计算机模拟、人工智能、生物材料、3D打印、机器人技术、虚拟现实技术等前沿技术。随着基因库数据、生物样本库数据、电子病历等数据资源的积累和开放,以及算法的持续优化和改进,人工智能已深入运用于基因数据分析、药物研发、个性化用药指导、临床辅助决策、手术辅助导航等多个方面。

AI具备高效的数据分析和解读能力,可实现快速、准确地识别与疾

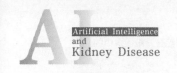

病相关的基因突变位点、潜在的生物学标志物、细微的病理变化等。2015年，加拿大多伦多大学生物医学工程学院布伦丹·弗雷教授团队通过深度学习的方法，让机器学会将测量到的细胞内的内容物（例如特定蛋白浓度等）指标与基因检测数据结合起来，以细胞系统作为一个整体得出最终诊断结论。深度学习结合基因检测获取个体对各种营养元素的吸收情况、饮食偏好等信息可以更好地管控我们的饮食健康。2022年，我国研究团队设计了全新的自动化高通量平台，可实现一周内数千样本自动编辑，结合染色质可及性和上下文序列，开发染色质可及性使能学习模型（CAELM），预测胞嘧啶碱基编辑程序（CBE）性能，确定原位碱基编辑结果。

AI辅助药物发现深刻改变了药物发现的方法和途径，极大地提高了药物发现效率、缩短了开发进程，加深了人类对生命科学中分子机制的认知。深度学习（deep learning, DL）、自然语言处理（natural language processing, NLP）和知识图谱（knowledge graph, KG）等人工智能关键技术，已广泛应用于药物发现的各个环节，如肿瘤靶点识别、苗头化合物筛选、药物从头设计、药物重定位、药物属性预测、药物相互作用预测、药物发现中的可解释性模型和大规模训练模型等。其中，以Google公司AlphaFold为代表的人工智能系统在生命科学领域取得了重要突破。AI最终会辅助实现根据患者相关临床指征预测药物剂量，达到精准用药的目标，或提前修正给药方案以及预测药物不良反应。

三、肾脏疾病的精准诊疗

（一）人工智能辅助肾脏疾病的精准诊断

1. 急性肾损伤（AKI） AKI是重症监护病房（ICU）常见疾病，其特征是在几小时或几天内肾功能突然下降，导致肾衰竭或肾损害。尽管AKI与患者不良结局相关，但目前的指南忽略了这种疾病患者的异质性。

鉴别 AKI 亚表型可以进行针对性的干预,并更深入地了解损伤的病理生理学。2023 年,深圳大学医学院和南方医科大学附属深圳医院开发了一种数据和结果驱动的深度学习(DL)方法来识别和分析具有预后和治疗意义的 AKI 亚表型。具体来说,该研究在两个公开可用的数据集中,确定了三个不同的集群,采用监督长短期记忆(LSTM)自动编码器(AE)方法,从死亡率错综复杂的时间序列电子健康记录(electronic health record,EHR)数据中提取表征,应用 K 均值鉴定亚表型,成功地将 ICU 环境中的 AKI 群体聚类为 3 种不同的亚表型。

2. 慢性肾脏病(CKD)　CKD 以肾功能缓慢丧失为特征,可导致严重并发症,如果缺乏正确、有效的管理,患者会走向终末期肾病或者死亡。重视疾病早期诊断、疾病分期和疾病干预会大大地降低肾脏疾病死亡率,改善医疗保健资源的获取和分配,尤其是在资源匮乏或偏远地区。

肾功能变化会造成眼部损害,例如慢性肾小球肾炎眼底常呈高血压性视网膜病变和贫血性眼底改变,血红蛋白低者视乳头病变发生率高。一些研究已尝试运用眼底图像提早诊断 CKD。2019 年,新加坡研究学者开发了一款名为 RetiKid 的肾脏疾病筛查工具。该工具构建 cCondenseNet 模型,使用来自新加坡和中国近 12 000 名参与者,超过 23 000 张视网膜图像进行训练,内部测试中的准确率为 91%,两个外部测试中的准确率为 73% 和 83%。RetiKid 自动化筛选过程可对高危 CKD 患者进行有效的大规模筛选,还可以与智能手机连接,实现即时诊断。

基于先进的质谱仪和机器学习算法从尿液蛋白质组学中提取光谱特征,可以获得更准确的疾病分类报告结果。2020 年,李贵森教授团队提出了一个基于 XGBoost 算法的慢性肾脏病诊断模型 KD-Classifier,结合尿液蛋白质组学中完整的质谱信息来区分不同的肾脏疾病。研究招募了 134 例患者(包括 IgA 肾病、膜性肾病和糖尿病肾病患者)和 68 名健康参与者作为对照,并应用从尿蛋白质组学中产生的共 610 102 个质谱来训

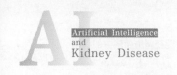

练和验证诊断模型,使用 XGBoost、随机森林、SVM 和人工神经网络创建诊断模型。XGBoost 模型性能最优,准确率为 96.03%(95% *CI* 95.17% ~ 96.77%,*P*=0.000 27),曲线下面积为 0.952。该研究为不同类型的肾脏疾病分类提供了潜在工具。

(二)人工智能辅助肾脏疾病的精准用药

AI 发展与应用为个体实施精准化用药提供了强大的技术支持及数据分析决策支持。《模型引导的精准用药:中国专家共识(2021 版)》指出,模型引导的精准用药(model-informed precision dosing, MIPD)通过数学建模与模拟技术等,将患者、药物和疾病相关信息进行整合,指导患者精准用药。相较于传统的经验用药,可提高药物治疗的安全性、有效性、经济性和依从性。对已确诊肾脏疾病的人群而言,除采取健康饮食、科学锻炼、控制已知风险因素(血糖、血压、血脂)等方式外,积极有效的药物治疗对延缓疾病进展有着重要的作用。

1. IgA 肾病(IgAN) IgAN 是一种具有异质性临床和病理表型的免疫介导疾病,是世界范围内最常见的肾小球肾炎,但尚不清楚哪些 IgAN 患者能从免疫抑制(IS)治疗中获益。2019 年,刘志红院士团队使用基于模型的递归划分识别接受免疫抑制治疗的获益人群。该研究纳入中国 24 个肾脏中心 4 047 例活检证实为 IgAN 患者的临床和病理资料。模型将患者划分为具有不同 IS 长期益处的亚组,治疗获益与否与进展至终末期肾病的时间相关。血清肌酐 ≤ 1.437mg/dl 的患者中有三个亚组风险比 *HR* ≤ 1,获得了显著治疗效果,该结果识别出具有不同 IS 效益的子群体,为 IgAN 患者的个体化治疗和决策制定提供新线索。

2. 糖尿病肾病(DN) 钠 - 葡萄糖协同转运蛋白 2 抑制剂(SGLT2i)被推荐用于肾功能受损的 2 型糖尿病患者,但 SGLT2i 的实际使用情况尚不清楚。2023 年,刘章锁教授团队进行了一项真实世界研究,分析了 SGLT2i 治疗糖尿病肾病(DN)患者的治疗方案和临床特征。在研究人群中,使用 SGLT2i 的患者数量和比例有所增加(从 1.9% 上升至 33%);有 8% 患者联合使用其他降糖药物,其中胰岛素、二甲双胍和 α- 葡萄糖苷酶抑制剂最常与降血糖药物联合使用。与非 SGLT2i 组相比,使用 SGLT2i 的患者年龄较小、BMI 较高、HbA1c 水平较高、肾功能较好、血脂异常较常见以及联合 ACEI/ARB 和他汀类药物更多。SGLT2i 在 DN 患者中的使用率仍然较低,大多数患者年龄较小,处于慢性肾脏病早期阶段,血糖控制不佳。应克服临床惯性思维,充分发挥 SGLT2i 的心肾保护作用,并注意合理用药。

在肾脏其他疾病治疗中,AI 同样凸显出优势。2015 年美国 Barbieri 等采用多层感知机 MLP 预测肾透析患者在铁补充剂,特别是红细胞生成刺激剂(ESA)治疗后血红蛋白(Hb)的水平,以方便为患者设计个性化治疗剂量。2018 年印度的一项单中心前瞻性研究采用人工神经网络预测了肾移植患者他克莫司的生物利用度,结果发现年轻男性患者体重指数最佳时,他克莫司的生物利用度更低。在药物性肾损伤研究方面,2022 年德国一项顺铂作用于生物打印的肾上皮细胞的毒性测试研究,测试了一种基于深度学习的显微图像自动读出毒性的方法,标注了确定的细胞死亡比率,区分出无效、轻微和严重三种治疗效果,平均准确度为 78.7%。

四、肾脏疾病精准诊疗在实际临床应用中存在的问题

肾脏疾病精准诊疗的实际临床应用一方面依赖于精准医学体系建设与发展,另一方面依赖于高质量的数据积累以及人工智能技术与医疗知识的深度融合。现有的大部分研究都存在高偏倚风险,并且偏离了现存的报告标准。问题主要集中于以下几个方面。

(一)缺乏高质量、可共享的数据集

人工智能模型在医疗保健系统中的传播和临床实施要求各中心的数

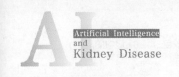

据结构标准化。例如,血清肌酐度量必须具有单个通用变量名称或标签。而实际工作中变量指标的统一量化存在较多问题。我们建议 AI 算法中使用的变量应映射到单个可互操作方案中,由此消除数据共享问题,但可能引起对患者私人健康数据安全性的潜在危害。因此,需要从技术、政策、法律法规层面建立明确的规则,以确保数据能以高质量、安全的方式实现共享。

(二)临床和数字工作流程的集成

当代数据管理系统允许使用自动化实时电子病历数据作为模型输入特征,避免了手动数据输入对临床决策支持系统的影响。在实践方面,电子健康记录(EHR)数据可与人口普查数据合并,通过传递合并的数据集,经过验证的预处理算法来处理异常值、缺失值、归一化和重采样。数据集成可减少临床组织工作,降低资源相关部署成本。

(三)技术就绪

人工智能决策支持在肾脏病学临床应用中应进行安全性和有效性的高水平证据验证。验证过程需遵循模型开发原则,并且使用足够大的数据集以包含足够数量的未干预医疗行为进行建模,实施人工智能模型可模仿临床 I 期和 II 期试验。对技术准备情况评估可以避免大规模故障,并达到切合实际的模型性能期望值。

(四)模型输出的不确定性和不信任

不信任主要体现在怀疑人工智能模型输出中存在的不透明"黑盒"容易发生严重的错误。这种怀疑可部分采用可解释模型输出机制来解决,确定模型输出和描述的输入变量的重要性或权重。对于产生 95% 准确性的 AI 模型,人们可能会担心出现 5% 不正确的情况,可以理解为给定模型输出的不确定性。使用数学模型表达临床病理生理学的事实需要考虑到患者群体的异质性,并且可通过改变单个变量来评估对结果的影响,这需要进一步探索。

（五）精准医学诊治方案的临床研究、应用与推广不足

我国基础研究与临床研究结合不足，临床研究开展的数量和质量不足，尤其是前瞻性、多中心规范的临床研究能力不足，临床使用的疾病诊断标准或指南多是参考国外相关内容制订的。精准医学临床诊疗方案与原创药物开发不足，国内高精尖诊断用试剂、高端药物自主研发处于起步阶段。同时，精准医学的数据共享政策、监管与审批制度、伦理监管与规范等配套政策、法规尚不健全，限制了其合理使用与推广。

五、肾脏疾病精准诊疗未来展望

实现肾脏疾病精准诊疗需临床与其他多个学科合作，达到深度融合，以确保算法公平，克服临床实施的障碍。同时，需要建立一支人工智能专业化、高精尖人才队伍。结合我国精准医学发展不足、精准医学重点建设不足，以及人工智能辅助肾脏疾病决策算法的公平性欠佳等实际情况，在临床上实施人工智能辅助肾脏疾病决策系统是肾脏疾病精准诊疗的重大挑战。医疗科研人员面对新的要求，须具备处理多参数数据和解释多组学数据的能力。肾脏疾病精准诊疗需要多方合作，包括学术界、医疗保健行业、政府部门和工业界，还须克服算法偏见，重点关注弱势群体的诊疗和医疗资源的合理分配。肾脏疾病精准诊疗在未来会深刻地影响公众的信任度和患者与临床医生的关系，并需要医疗相关者之间的合作。

总之，肾脏疾病精准诊疗是一个充满挑战和机遇的领域。随着科学技术的进步和医疗资源的丰富，我们有理由相信，肾脏疾病精准诊疗将会取得更大的进步，为广大患者带来清晰可见的效果。

（李荣山，周晓霜）

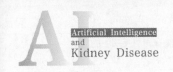

参考文献

[1] SENIOR A W, EVANS R, JUMPER J, et al. Improved protein structure prediction using potentials from deep learning[J]. Nature, 2020, 577(7792): 706–710.

[2] SINGHAL K, AZIZI S, TU T, et al. Large language models encode clinical knowledge[J]. Nature, 2023, 620(7972): 172–180.

[3] SUBRAMANIAN M, WOJTUSCISZYAN A, FAVRE L, et al. Precision medicine in the era of artificial intelligence: implications in chronic disease management[J]. J Transl Med, 2020, 18(1): 1–12.

[4] DE BOER I H, ALPERS C E, AZELOGLU E U, et al. Rationale and design of the kidney precision medicine project[J]. Kidney Int, 2021, 99(3): 498–510.

[5] TSENG P Y, CHEN Y T, WANG C H, et al. Prediction of the development of acute kidney injury following cardiac surgery by machine learning[J]. Crit Care, 2020, 24(1): 1–13.

[6] TAN Y S, HUANG J H, ZHUANG J H, et al. Identifying acute kidney injury subphenotypes using an outcome–driven deep–learning approach[J]. J Biomed Inform, 2023, 143: 104393.

[7] JOO Y S, RIM T H, KOH H B, et al. Non–invasive chronic kidney disease risk stratification tool derived from retina–based deep learning and clinical factors[J]. NPJ Digit Med, 2023, 6(1): 114.

[8] FANG L, LI G P, REN J J, et al. Integrated analysis for treatment scheme of sodium–glucose cotransporter 2 inhibitors in patients with diabetic kidney disease: a real–world study[J]. Sci Rep, 2023, 13(1): 5969.

[9] ALIPER A, KUDRIN R, POLYKOVSKIY D, et al. Prediction of clinical trials outcomes based on target choice and clinical trial design with multimodal artificial intelligence[J]. Clinical Pharmacology & Therapeutics, 2023, 114(5): 972–980.

[10] LOFTUS T J, SHICKEL B, OZRAZGAT–BASLANTI T, et al. Artificial intelligence–enabled decision support in nephrology[J]. Nat Rev Nephrol, 2022, 18(7): 452–465.

第五节　人工智能在肾脏疾病预后评估中的作用

目前各种研究数据表明,人工智能在肾脏疾病预后评估方面具有重要作用。人工智能可以利用机器学习算法,通过对大量的临床数据进行分析和挖掘,包括患者的临床特征、实验室检查结果、病理类型改变和影像学数据等,从而建立疾病预后模型。这些模型可以根据患者的个体差异和病情特点,为医生预测患者可能面临的风险和预后情况提供参考,并提供个性化治疗建议,从而延缓肾脏病进展。

一、IgA 肾病

IgA 肾病(IgA nephropathy,IgAN)是最常见的原发性肾小球肾炎,其临床表现各异,病理变化多样,具有高度异质性。且 IgAN 患者长期预后不佳,在诊断后约 20 年,有 30% ~ 40% 的患者将发展为终末期肾病(end-stage renal disease,ESRD),因此,获得准确的个性化风险评估,对进一步疾病管理的决策具有重要意义。

1998 年,Geddes 等采用人工神经网络(artificial neural networks,ANN)预测了 54 例 IgAN 患者 7 年的疾病结局,将年龄、性别、收缩压和舒张压、抗高血压药的数量、24 小时尿蛋白排泄量和血清肌酐作为 ANN 的输入量,最后将 ANN 的监测结果与来自苏格兰西部 3 个不同中心的临床结果进行比较。结果显示,ANN 为 47/54(87%)的患者预测了正确的结果,灵敏度为 19/22(86.4%),特异度为 28/32(87.5%)。而肾病科医生的平均得分为 37.5/54(69.4%,范围 35% ~ 40%),平均灵敏度为 72%,平均特异度为 66%。由此可见,ANN 可能比有经验的肾脏病医生更能准确预测 IgAN 患者的预后。

然而 ANN 模型是基于不同人群的队列进行训练和评估的,因此在模型的应用中可能需要进一步的验证和考量。与此同时,研究者们利用各

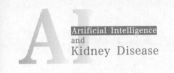
地临床中心的数据不断开发出新的训练模型,且各自具有一定的优势及特点。Pesce 等人通过纳入分别来自意大利、挪威和日本的 1 040 例 IgAN 患者,根据其性别、年龄、组织学分级、血清肌酐、24 小时尿蛋白和血压,独立训练和验证了两个协同 ANN,分别预测 ESRD 状态及发生 ESRD 的时间,并且开发出一个临床决策支持系统(clinical decision support system, CDSS),用于肾活检时定量风险评估。值得注意的是,该研究对于 IgAN 患者是否会发生 ESRD 建立了四种不同的数据驱动模型,分别是 ANN、神经模糊系统(neuro fuzzy systems, NFS)、支持向量机(support vector machine, SVM)和决策树(decision tree, DT),而 ANN 模型的准确率达 90%,相较其他模型表现更好。

而对于亚洲人来说,一项随机森林(random forest)模型显示除 CDSS 中 6 项基本指标外,Oxford-MEST 评分、C3 染色和 eGFR 也是预测中国 IgAN 患者 ESRD 状态的重要指标。另外一项基于亚洲人群建立的 IgAN 患者预后预测模型的研究中,刘志红院士团队利用常规数据(包括人口统计学资料、临床和病理数据)开发了一个预测模型,其中包含一个精准预测模型 XGBoost,以及一个风险分层的简化评分表模型(simplified scoring scale model, sSSM),将机器学习算法与患者生存分析相结合,对 IgAN 患者疾病进展风险进行分层,可为早期干预提供依据。

二、糖尿病肾病

流行病学显示糖尿病肾病已超过慢性肾小球肾炎成为慢性肾脏病的主要病因,也是血液透析常见的病因,并且与心血管疾病密切相关。目前,微量白蛋白尿仍是 DN 和心血管疾病进展的良好预测指标。然而,需要更精确的预测模型来对 DN 进行更早期的干预,以防止其在没有明显症状或体征的糖尿病患者中进一步发展。

Makino 等人基于 64 059 例糖尿病患者的电子病历通过机器学习构

建了 DN 预测模型。AI 提取前 6 个月的原始特征作为参考期,并使用卷积自编码器选择 24 个因素来查找与 DN 恶化相关的时间序列模式。最后,AI 构建了具有 3 073 个特征的预测模型,包括使用逻辑回归分析的时间序列数据。结果显示,AI 预测 DN 恶化的平均准确率高达 71%。由此证明,该 AI 预测模型可以监测 DN 进展,并可能有助于更高效和准确地干预 DN 进展以减少血液透析。

北京协和医院的一项研究基于机器学习模式建立了新的 DN 预后模型,其中较为重要的指标包括血氯、高血压分级、肌酐、eGFR、性别、糖尿病视网膜病变、糖尿病起病年龄、游离三碘甲状腺原氨酸、尿潜血和血小板计数等。该实验基于 XGBoost、Logistic 回归或 AdaBoost 的机器学习模型能准确地通过患者的病史和实验室检查预测 DN 预后,但结合机器学习模型及病理图像半定量分析的融合模型目前无明显优势(AUC=0.84)。因此,在将来的应用中,选择合适的预测模型也是很重要的,同时还应不断对模型进行优化,尤其对病理数据的学习。另外一项研究纳入了 390 例经皮肾活检确诊的中国 T2DM 和 DN 患者,中位随访时间 3 年,采用四种机器学习算法(梯度推进机、支持向量机、Logistic 回归和随机森林)来识别关键的临床和病理特征,并建立 ESRD 的风险预测模型。结果表明,随机森林算法在预测 ESRD 进展方面表现最好,AUC 为 0.90,正确率(ACC)为 82.65%,均为各模型中最高。其中半胱氨酸蛋白酶抑制剂 C、血清白蛋白(ALB)、血红蛋白(Hb)、24 小时尿蛋白和 eGFR 作为模型中的预测因素。

三、肾病综合征

目前关于肾病综合征的 AI 预测模型仍比较少,然而一项日本的肾病综合征队列研究,纳入 205 例原发性肾病综合征患者,采用长短期记忆 – 编码 – 解码器结构(一种无监督的机器学习分类器),对临床病程深度学

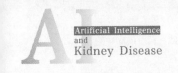

习分析。根据预后情况将肾病综合征的时间序列数据分为4组,其中第四组患者在随访期的后期显示血清肌酐升高。第三和第四组患者最初血尿和蛋白尿都很高,而第四组患者尿蛋白水平没有下降,导致肾功能恶化。这种基于客观临床参数的分类模型,有助于掌握个别肾病综合征患者的实际情况或治疗耐药性。

四、慢性肾脏病

慢性肾脏病是导致世界范围内日益严重的健康危机的原因之一,及早发现并控制疾病进展至关重要。若能通过数据模型预测慢性肾脏病进展至终末期肾病的时间,可以帮助医护人员为患者进行早期护理和医疗干预。

Tangri 等人分析了 3 449 例 CKD3～5 期患者的人口统计学、血生化指标及基础疾病,基于机器学习的回归模型构建预测肾衰竭风险方程,并借助来自 30 个国家 721 357 例 CKD3～5 期患者验证此方程的效能(C 指数:0.90;95% *CI* 0.89～0.92),这种模型应用可以早期识别患者肾衰竭风险,通过提前干预延缓疾病进展。另一项来自武汉华中科技大学同济医学院附属同济医院的研究,同样根据访问的 CKD 患者的临床和实验室特征,探索了机器学习和深度学习模型预测 ESRD 的可理解性。该项目使用八种机器学习模型根据人口统计学、临床和合并症信息预测 CKD 患者是否会在三年内进展为 ESRD。LASSO、随机森林和 XGBoost 用于识别最重要的标记。此外,研究者们还为深度学习模型引入了四种高级归因方法,以增强模型的可理解性。深度学习模型的 ROC-AUC 为 0.899 1,显著高于基线模型。深度学习使用归因方法、随机森林和 XGBoost 得到的结论与临床一致,而基于 LASSO 的解释不一致。该模型确定了许多关键但未被充分报告的特征,例如血尿、钾离子等,然而其临床应用仍有待考量和验证。

　　另外一项来自英国的研究着眼于利用深度机器学习进行 CKD 亚型识别,将 CKD 分为早发型、迟发型、癌症型、代谢型及心源性代谢型,其训练的 XGBoost 模型不仅对预测亚型具有高准确性(灵敏度:0.81 ~ 0.98,F 分数:0.84 ~ 0.97),对预后效度的预测也因分型不同而有差异。CKD 人群中 5 年死亡率和入院风险,心源性代谢型最高,分别为 43.3%(42.3% ~ 42.8%)和 29.5%(29.1% ~ 30.0%);早发亚型最低,分别为 5.7%(5.5% ~ 5.9%)和 18.7%(18.4% ~ 19.1%)。作者认为,在 CKD 等复杂条件下识别临床相关亚型可以为针对性管理、医疗资源利用和未来的临床试验提供信息,且利用电子病历使用机器学习的方法可广泛应用在其他疾病领域。

　　随着近年来在肾脏病学中利用机器学习算法建立预测模型的发展,有团队通过对数据进行系统回顾和荟萃分析,以调查机器学习算法对肾脏疾病进展的诊断准确性。广州中医药大学一项研究纳入了 12 534 例肾脏疾病患者,其中主要包括 CKD(43.75%)和 IgAN(37.5%)。研究表明,机器学习没有在灵敏度和特异度之间取得平衡,在预测不良预后、ESRD 进展或肾脏替代治疗启动方面,其准确性 AUC 为 0.87,特异度较高(0.88),但灵敏度较低(0.68)。结果表明,近年来的机器学习算法误诊率较低,但漏诊率高,说明其检测患者肾功能进展的能力不够强。因为我们的目标是识别有风险的患者,因此机器学习算法仍需要优化。

　　由于模型的复杂性,机器学习在各种任务中的表现都优于传统统计数据,但一些研究表明,与传统回归方法相比,模型性能没有提高甚至下降,简单的 Logistic 回归模型也产生了与其他机器学习算法可比较,甚至更优越的可预测性。最有可能的解释是,目前的数据集只有较小的样本量和有限的预测变量数量,大数据的缺乏和分布的不平衡可能会对复杂机器学习算法的性能产生负面影响。由此可见,传统的统计技术和高级 AI 技术是互补的,临床工作者应结合两者优势更好地服务于肾脏病患者。

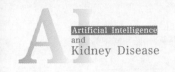

五、急性肾损伤

急性肾损伤(acute kidney injury, AKI)是危重症最常见的并发症之一,大多数辅助 AKI 管理的风险预测工具主要集中在 AKI 的发病上,很少涉及肾脏恢复。而预测 AKI 发病后的死亡率和恢复情况可能有助于临床决策。

朱凤雪教授团队通过比较 Logistic 回归和四种机器学习模型来探讨 AKI 后肾功能恢复和短期可逆性预测因素。团队回顾了 2008 年至 2019 年在 MIMIC-Ⅳ数据库中诊断为 AKI 的 12 321 例患者,采用传统 Logistic 回归和四种不同的机器算法(XGBoost 算法模型、贝叶斯网络、随机森林模型和支持向量机模型)来开发和验证预测模型。实验发现,AKI 诊断后 24 小时内最大和最小血清肌酐、24 小时和 12 小时内的最小肌酐,以及抗生素使用时间与 AKI 后肾功能恢复独立相关。与常规 Logistic 回归模型相比,随机森林模型在预测肾功能恢复(ROC-AUC)和早期恢复(ROC-AUC)方面表现最好。武汉大学中南医院有团队也利用该数据库建立了 7 种机器学习算法用来开发评估住院死亡率的模型,其中采用 SHapley 加性扩展(SHAP)值和黑盒模型(local interpretable model-agnostic explanations, LIME)算法性能最优。

美国有实验室同样也建立了类似的预后模型。通过利用 ICU 住院前 3 天的数据信息,包含 15 个临床特征,研究人员开发和验证了对危重症患者的死亡率和主要肾脏不良事件进行风险分层的临床模型,预测住院死亡率和出院 120 天后主要肾脏不良事件发生。与 ICU 中 AKI 危重患者常用的标准评分工具相比,所报道的临床模型在死亡率和肾脏恢复预测方面表现出更好的性能。如果进一步验证,可以及时进行风险分层干预,促进肾脏恢复。当然仍需要额外的验证来支持这些模型的效用和实现。

六、常染色体显性多囊肾病

有研究表明 AI 也可以用来预测常染色体显性多囊肾病（autosomal dominant polycystic kidney disease，ADPKD）患者肾小球滤过率的下降。Niel 等人应用 ANN 预测 12 例 ADPKD 患者 5 年后的 eGFR，其输入变量为 3 年内 5 个连续的 eGFR 值，结果显示，ANN 预测的 eGFR 均值和方差与患者 5 年后实际的 eGFR 均值和方差之间的差异无统计学意义。

七、肾移植

近年来，利用机器学习算法构建肾移植存活率预测模型引起了诸多研究者的关注，其中较为常用的算法主要为贝叶斯网络（Bayesian network）、决策树、随机森林和 ANN 等。Brown 基于贝叶斯网络开发预测模型，共纳入供者和受者的性别、年龄、体重指数、种族，受者移植前等待时间等 48 个变量，可预测术后 1 年或 3 年的受者存活率。Yoo 等收集来自多中心的肾移植受者（3 117 例）信息，将供者、受者基线特征及受者移植后 3 个月内的实验室检查结果等作为建模因子构建决策树模型，结果表明该模型在预测术后 1 年、2 年存活率时表现出较高性能，AUC 分别为 0.975 4 和 0.884 5。Bae 等使用随机森林开发了一项在线工具，可根据肾脏供者概况指数来预估移植后生存率，对患者接受供肾 5 年内生存率、拒绝该供肾选择继续等待的生存率进行预测，并可据此计算接受或拒绝供肾的生存获益。Raynaud 等利用贝叶斯联合模型对大量纵向数据和生存数据进行分析，通过持续整合患者随访期间评估的所有肾功能测量值、组织病理学和免疫功能等参数，可实现动态预测患者生存率。模型性能在多个外部数据集中得到验证，总体动态 AUC 为 0.857。此外，该模型性能会随着数据更新不断提升（AUC 0.780～0.926），可辅助临床医师进行预后判断和常规监测，具有良好的临床应用前景。随着供者和受者的指标维度、数量日渐增多，机器学习以其处理大量高维数据的能力，在

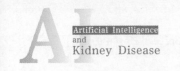

生存率预测建模中的应用继续扩大。Naqvi 等将 5 000 例肾移植受者的数据信息分为 3 个不同的时间队列（移植术后 1 年、5 年和 17 年内），并分别开发单独的机器学习模型，使用无监督学习中的自编码器高效过滤冗余特征对数据进行降维处理，验证结果显示移植术后 1 年、5 年和 17 年内 AUC 分别 0.82、0.69 和 0.81，实现了对移植术后长期结局的准确预测。

八、肾脏病理与临床预后

为了对肾病早期阶段进行探索，Lee 的团队根据 161 例肾活检中提取的综合形态学特征，结合患者的临床信息，活检时 eGFR 预测模型的 AUC 为 0.93，1 年 eGFR 的 AUC 为 0.80。这些结果表明了基于视觉特征的算法在预测 CKD 进展方面的潜力。

肾小球病变和结构的识别是肾脏疾病病理诊断、治疗指导和预后评估的关键，曾彩虹教授团队利用深度卷积神经网络和生物医学图像处理算法定位肾小球，通过识别肾小球病变（全局和节段性肾小球硬化、新月体及无上述病变的肾小球），识别和量化不同的内在肾小球细胞，同时根据 PAS 染色，提出一种新的系膜相关评分，对 IgAN 预后评估具有重要价值。

肾小管间质慢性病变在多种肾脏疾病中有提示预后的作用。有研究利用 171 例慢性肾脏病患者 Masson 染色图像训练 CNN 模型，预测患者 1 年、3 年、5 年肾脏存活情况，AUC 值均在 0.87 以上，其效果优于病理专家纤维化评分模型。以上这些研究提示，模型能够从肾活检切片中学习有用的特征，除辅助诊断外还可用于预测肾功能的进展情况。

九、用药治疗

除依据患者临床信息开展人工智能建立评估模型外，目前还有模型可以用来评估某一治疗方式的预后结局。然而肾脏疾病领域的治疗监控还处于起始阶段。国内有实验室开发出一款可以预测他克莫司血药浓度的 AI 模型,研究者利用 913 例确诊为膜性肾病及肾病综合征患者的人口统计学、实验室检测和联合用药等相关数据,构建了 6 项机器学习模型,结果显示 XGBoost 模型的预测性能优于其他调查模型,预测精度为73.33%,F 分数为 91.24%,AUC 为 0.553 1。该实验还调查了其他生物学指标对他克莫司血药浓度的影响,以及联合用药的影响,这可以为临床医生合理用药提供指导。

虽然目前研究较少,但在治疗过程中 AI 可以根据患者的实时监测数据和治疗反馈信息,动态调整和优化治疗方案。通过不断学习和改进,人工智能可以提供更加精确和个性化的治疗建议,从而改善患者的治疗效果和预后情况。

十、小结

目前,疾病预后评估模型在肾脏疾病治疗中的应用仍处于起步阶段,需要进一步的证据来确定其临床应用价值。人工智能技术以最小的人力资源来处理大型数据,以识别可能影响结果的模式和特征。在模型建立的过程中,应当使用较为稳健的模型作为基准模型,通过多种模型结合的方式提高预测准确度和精确度。此外,模型建立后,必须使用大批量的外部数据进行验证,提高模型稳定性和应用普及性。此外,应用AI 处理的数据必须真实、客观,否则可能会因数据误差而产生偏差,导致建立的预测模型精确性不高。这就要求在建立预测模型的过程中,收集临床数据和处理数据时,研究人员应该对输入数据变量进行全面评估。需要注意的是,尽管人工智能在肾脏疾病预后评估方面具有很大潜力,但仍然需要医生的专业判断和临床经验综合考虑各种因素。

(刘章锁,段家宇)

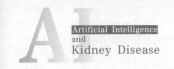

参考文献

[1] ZOU Y T, ZHAO L J, ZHANG J L, et al. Development and internal validation of machine learning algorithms for end-stage renal disease risk prediction model of people with type 2 diabetes mellitus and diabetic kidney disease[J]. Ren Fail, 2022, 44(1): 562-570.

[2] KIMURA T, YAMAMOTO R, YOSHINO M, et al. Deep learning analysis of clinical course of primary nephrotic syndrome: Japan Nephrotic Syndrome Cohort Study (JNSCS)[J]. Clin Exp Nephrol, 2022, 26(12): 1170-1179.

[3] LIANG P, YANG J N, WANG W L, et al. Deep learning identifies intelligible predictors of poor prognosis in chronic kidney disease[J]. IEEE J Biomed Health Inform, 2023, 27(7): 3677-3685.

[4] DASHTBAN A, MIZANI M A, PASEA L, et al. Identifying subtypes of chronic kidney disease with machine learning: development, internal validation and prognostic validation using linked electronic health records in 350 067 individuals[J]. EBioMedicine, 2023, 89: 104489.

[5] LEI N, ZHANG X L, WEI M T, et al. Machine learning algorithms' accuracy in predicting kidney disease progression: a systematic review and meta-analysis[J]. BMC Med Inform Decis Mak, 2022, 22(1): 205.

[6] ZHAO X J, LU Y W, LI S, et al. Predicting renal function recovery and short-term reversibility among acute kidney injury patients in the ICU: comparison of machine learning methods and conventional regression[J]. Ren Fail, 2022, 44(1): 1327-1338.

[7] HU C, TAN Q, ZHANG Q R, et al. Application of interpretable machine learning for early prediction of prognosis in acute kidney injury[J]. Comput Struct Biotechnol J, 2022, 20: 2861-2870.

[8] NEYRA J A, ORTIZ-SORIANO V, LIU L J, et al. Prediction of mortality and major adverse kidney events in critically ill patients with acute kidney injury[J]. Am J Kidney Dis, 2023, 81(1): 36-47.

[9] YUAN W J, SUI L, XIN H L, et al. Discussion on machine learning technology to predict tacrolimus blood concentration in patients with nephrotic syndrome and membranous nephropathy in real-world settings[J]. BMC Med Inform Decis Mak, 2022, 22(1): 336.

第六节 人工智能与血液净化

以血液透析、腹膜透析和连续肾脏替代治疗为代表的血液净化技术在肾脏替代、肾脏支持治疗方面发挥越来越重要的作用,已经成为尿毒症、脓毒症、免疫性疾病等多种疾病不可或缺的治疗手段。人工智能与血液净化技术相结合,在推动后者自动化、智能化、标准化、便捷化方面发挥巨大作用,在提高安全性的同时减少了操作者的工作量,降低了经验要求,更有利于血液净化技术的普及和推广。本节聚焦于 AI 在尿毒症患者血液透析或腹膜透析领域的应用展开论述。

一、人工智能赋能个体化透析

透析充分性达标是透析治疗的关键目标。目前透析不充分仍然是我国透析患者面临的最严峻问题,不仅导致尿毒症患者出现各种并发症,也是其生活质量低下,死亡率高的主要原因之一。近年来的技术革新为个体化透析带来了曙光,在生物反馈、自动化模块等方面取得了长足发展,在溶质清除和溶液清除两个方面都表现出初步自动化、智能化倾向。

(一)溶质清除

Kt/V 是反映血液透析治疗溶质清除效率的主要临床指标。对于每周三次治疗的尿毒症患者,每次血液透析治疗的 spKt/V 的目标值为 1.4。评估 spKt/V 需要在同一次透析治疗开始前和结束后分别采集血标本,检测尿素氮水平,通过公式计算获得。这种方法需要采集患者血液标本,增加工作量,提高患者抽血频率,并且不能实时获得数据,因此仅能指导长期治疗,对单次治疗没有指导意义。在线尿素清除率监测模块可以实时监测尿素清除率,与 spKt/V 有较好的一致性。目前,在线尿素清除率监测可通过两种成熟的技术实现。第一种利用透析膜对钠离子与尿素氮清除效率相当的特点,通过监测透析液跨膜电导度的变化及其他相关参

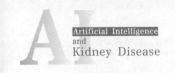

数来获得 Kt/V。第二种使用紫外分光光度计监测透析液废液中的尿素浓度,再通过公式计算获得 Kt/V。这两种技术都不需要采集血液标本,没有额外费用,并且可以实时监测,一旦发现该次治疗 Kt/V 可能不达标,就可以及时调整透析处方,促使每次治疗 Kt/V 都达标。该技术已经成功在血液透析设备上商品化应用,是血液透析设备自动化、智能化的代表性技术。基于该技术的 AI 透析处方调整模型是很有前景的技术,可以协助医生调整处方,促进透析充分达标,但目前还在临床前研究中。

血液透析滤过结合血液透析与血液滤过两种治疗模式,在清除中分子溶质方面更有优势。高容量血液透析滤过(后稀释、对流量 23L 以上)可以改善患者的生存率。随着治疗进行,血液被过量滤过之后血液浓缩,易发生凝血甚至破膜。近年来开发的集成于设备上的自动优化置换液装置,可以在实时监测跨膜压的基础上自动匹配置换液,在跨膜压较低时给予较大的置换液量,在跨膜压升高时降低置换液量,实现高对流量的同时降低了凝血风险,还大大减少了工作量。

以 β_2- 微球蛋白为代表的中分子溶质清除率也是透析治疗的重要治疗指标之一,但由于需要采集血液标本、检测方法烦琐、成本高昂等因素,目前未能在临床上普遍开展。目前,有开发自动化检测 β_2- 微球蛋白的时间平均浓度的报道。

(二)溶液清除

人体的体液平衡在神经内分泌系统和泌尿系统的协作下受到精密调控。由于无尿,透析患者的体液容量处于剧烈动态变化中。无论是透析前高容量负荷状态、透析后低容量负荷状态,还是透析中容量急剧下降都可能导致血压波动、心力衰竭等不良事件。AI 技术在该领域有广阔的应用前景,但目前主要存在以下技术难点:精确的干体重评估技术、体液容量或血容量监测技术,以及容量管理模型建立。

目前,干体重主要基于体重、血压、多频生物电阻抗法人体体成分分析、肺部 B 超等方法综合评估。但这些方法共同存在的缺陷是不能便捷、准确、实时地评估干体重。几种可穿戴式胸部多频电阻抗测定设备已经在血液透析患者中进行了容量监测的临床研究，与实际超滤量的差值在可接受范围，但由于需要多个电极，还不具备日常使用条件。CoVa是一种项圈样多参数生物传感器，可以监测透析前及透析中的心率、呼吸频率、胸部电阻抗、心排血量以及心电图，并可远程控制，在临床研究中与血容量变化呈线性相关。此外，处于开发阶段的设备还有检测汗液电解质的传感器，基于发光二极管技术的腕戴式细胞间液容量检测仪。

由于实时监测容量的生物传感器尚未成功应用于临床，目前 AI 指导溶液清除方面的研究尚处于探索阶段。相对较成熟的一个模型应用年龄、性别、收缩压、舒张压、BMI、心率及透析龄七个参数，通过机器学习建立了干体重预测模型，其表现优于现有评估方法，但缺陷是干体重的范围较宽。另一项研究，在日本血液透析人群中使用随机森林分类器建立了基于机器学习的干体重决策模型。还有一项基于相对血容量监测的机器学习大数据模型，用于预测透析中容量相关不良事件。

二、人工智能辅助并发症管理

进行透析治疗的尿毒症患者常合并各种并发症。对这些并发症进行管理可以有效提高尿毒症患者的生活质量，降低死亡率，但同时也是一项需要丰富临床经验才能完成的任务。AI 在尿毒症患者并发症的风险预测、辅助临床诊断和治疗决策等方面已经开展了探索性研究。

（一）透析中低血压

透析中低血压（intradialytic hypotension, IDH）是血液透析患者最常见的急性并发症之一，常导致提前下机、透析不充分，增加急性血栓事件发生率、住院率和死亡率。用 AI 技术预测和治疗 IDH 是一项比较成熟的技术，已经有数项技术投入临床应用。

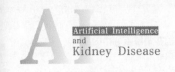

目前已有数个基于相对血容量评估的大数据IDH防治模型。基于超声波或光学传感装置的相对血容量监测模块可以集成在血液透析设备上,用于监测治疗中相对血容量变化,可以协助评估干体重和超滤是否过度,以及预测IDH。基于测量血压的生物反馈系统是另一种IDH预测和治疗模型。该模型学习每名患者透析中血压变化曲线,与数据库进行匹配,然后通过测量当前血压和心率,预测血压走势,根据当前透析治疗参数智能判断患者发生IDH的风险,当风险较高时自动降低超滤率甚至停止超滤,当风险下降后再自动提高超滤率,努力达成超滤目标。这两项技术都已经成功集成到血液透析设备上并应用于临床实践,降低了IDH的发生率,提高了患者舒适度和生活质量,同时减少了操作者的工作量。

(二)贫血

几乎所有的尿毒症患者都存在不同程度的贫血。贫血影响患者生活质量、增加心血管事件发生率和死亡率。传统治疗中,外源性红细胞生成素和铁剂是治疗贫血的最主要药物,但存在疗效差异,需要个体化调整用药。个体化贫血预测和治疗的AI模型是相对成熟的技术。

贫血控制模块是为了帮助临床医生预测和治疗贫血,并个体化调整处方而创建的模型。该模型包括预测和治疗两部分,通过与临床医疗信息系统相关联,自动实时获取患者的临床与实验室数据,根据患者目前的状态、使用的药物种类和剂量,通过人工神经网络训练并预测未来一个月内患者血红蛋白的变化,并预测药物剂量。临床研究发现,在该模型帮助下,患者贫血恢复达标率得到了提高,血红蛋白变异度得到了降低,同时减少了药物剂量。AI支持的贫血控制系统采用另一种思路,通过学习医生处方而获得贫血辅助决策模型。该模型也是多输入多输出模型,纳入血红蛋白、平均红细胞体积、铁蛋白、转铁蛋白水平及历史药物剂量,分别应用密集神经网络和递归神经网络建立外源性红细胞生成素和铁剂决策模型,该模型在临床验证中表现出较高性能。

(三)慢性肾脏病矿物质和骨异常

慢性肾脏病矿物质和骨异常(CKD-MBD)的治疗方案复杂且需要高度个体化。AI技术在该领域的应用尚处于萌芽阶段。为了解甲状旁腺激素分泌的生理调节机制,目前开发了一种生理学的高级数学模型,揭示了钙、磷、骨化三醇和甲状旁腺激素之间复杂的互动关系。同时,基于该模型进行了一项关于西那卡塞用药方法(每日给药对比每周三次给药)的虚拟开放标签临床试验。在随后进行的一项临床试验中证实了该虚拟临床试验的结果,即西那卡塞每周三次的给药方案在控制甲状旁腺激素水平方面的疗效不亚于每日给药的传统给药方案。

(四)腹膜炎

腹膜炎是腹膜透析的常见并发症,也是导致患者退出治疗和死亡的主要原因。然而,依赖细菌培养的诊断有滞后性,可能会延误治疗或导致抗生素滥用。目前腹膜炎的诊断和治疗仍主要依赖经验。机器学习技术被证明可以识别由革兰氏阴性菌、革兰氏阳性菌及不明病因导致的腹膜炎的特异性生物学标志。一项研究采用系统方法来描述83例腹膜透析患者在出现急性腹膜炎症状当天的反应,并将不同的机器学习模型应用于复杂的生物医学数据集,明确了感染部位病原体特异性免疫反应涉及的关键路径。这项研究展示了先进的数学模型在分析复杂临床事件中的能力,并辅助医生快速诊断腹膜炎,提高治疗效果。

(五)急性不良事件

血液透析治疗过程中,尿毒症患者可能出现各种急性不良事件,如IDH、肌肉痉挛、凝血等,通常导致医疗干预,甚至提前终止透析。应用AI技术预测这些不良事件的发生可以提前干预,提高患者舒适感,促进透析充分性达标。一项研究使用非接触式传感器检测血液透析治疗过程中心率、呼吸频率和心率变异性等参数,按是否发生不良事件分为两组,

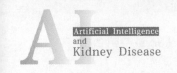

并开发了基于监督机器学习的预测模型。以传感器数据和人口学信息预测是否会发生不良事件，该模型展示了较高的预测效能。另一项研究通过分类算法建立模型，并通过四重交叉研究进行评估，也建立了一个透析治疗中不良事件预警模型。这表明，使用 AI 技术可以通过监测常规透析参数来预警透析治疗过程中不良事件的发生，从而帮助专业人员做出干预决策。

（六）血管通路并发症

血管通路是血液透析患者的生命线，但其常因各种并发症而需要干预甚至废弃。部分患者的通路有较高的干预率，既增加患者痛苦也增加其经济负担。AI 技术的应用有助于实现个体化选择通路类型及制订手术方案，最大限度地优化通路管理。

通路评估频率为每 1~3 个月一次，但由于各种原因，大部分患者无法做到规律随访。AI 技术与远程生物传感器结合提供了数种无创内瘘功能评估方法，让患者不到医院就可以监测内瘘功能，辅助医生早期识别内瘘狭窄或失功能。成熟不良是自体动静脉内瘘（autologous arteriovenous fistula, AVF）的主要并发症之一，导致 AVF 延迟穿刺，增加干预频率，甚至导致失功能。目前已经有数个模型通过术前资料预测 AVF 早期失功能，辅助个体化通路方案选择，还有模型通过术后即刻资料来预测 AVF 成熟不良，辅助制订随访计划和干预方案。一项研究以在线尿素清除率监测和在线血温监测数据来自动识别内瘘失功，该模型具有较高的灵敏度和特异度。该技术的优势是完全集成在透析设备上，无须额外输入数据，具有较强的自动化水平。动脉瘤是内瘘的常见并发症之一，部分需要手术干预。一项研究使用基于云的卷积神经网络分析智能手机拍摄的动脉瘤图像，建立了动脉瘤识别和分类模型。该模型最大优势是仅需要智能手机，无需额外设备，就可以远程对动脉瘤进行识别和分类，帮助判断动脉瘤严重程度，以及是否需要及时就诊。

三、人工智能辅助预测临床结局

即使进行血液透析或腹膜透析治疗,尿毒症患者仍然有较高的住院率和死亡风险。通过 AI 技术预测风险,然后进行适当干预,有助于护理规划和资源分配,从而获得最大的临床获益。血液透析患者在住院或病情恶化前会有明显症状、体征或检验指标改变,但在临床上及时发现这些细微的指标变化并做出正确判断是一项有挑战的工作。目前有数个模型在大数据库的基础上,通过机器学习来预测心源性猝死、住院风险或死亡风险。临床研究表明,使用这些预测模型提前干预,可以降低住院率,减少住院日。腹膜透析患者 AI 住院预警系统的开发也在尝试中。数项研究分别在不同的人群中依据机器学习开发了不同的住院、卒中等风险预测模型。

四、人工智能在血液净化领域的挑战和未来发展

尽管人工智能在血液净化领域显示出巨大的潜力,但仍面临一系列挑战,同时也面临更多机遇。

挑战 1　生物反馈系统的开发:人体具有生物反馈系统,各项指标处于精密调控之中。但无论是血液透析或者是腹膜透析,目前都仅有初级的生物反馈系统,不足以形成自动化控制。

挑战 2　数据质量:国内多数透析中心没有配备联机的血液透析管理系统,数据采集依赖手工,存在准确性差、数据不全、采集不及时等缺陷,导致数据质量不高。

挑战 3　临床验证:通过大数据建立的各种 AI 模型都需要进行大规模、广泛的临床验证,这也需要高质量的数据库和临床研究才可以实现。

解决这些问题不仅需要硬件支持,还需要多学科协作。包括开发更多种类的生物传感器提高设备自动化程度;更多的透析中心配置联机血液透析管理系统来采集数据,以建立更高质量的数据库;在建立模型时,

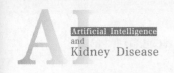

研究新的机器学习方法，提高数据处理能力；模型建立后还要以高质量
数据库为基础设计高质量临床试验来进行验证等。

随着技术革新，AI 必将在血液净化领域发挥越来越重要的作用。在
AI 加持下生物反馈系统是开发的热点，提高血液透析设备的自动化、智
能化程度，真正实现个体化透析。AI 对各种临床事件的预警模型是另一
热点领域。透析患者各种并发症发生率高、预后差，治疗需要高度个体
化。在大数据基础上开发的 AI 模型，可以辅助预测、诊断和治疗，在改
善治疗效果的同时最大限度减少副作用。

（王沛）

参考文献

[1] KIM H W, HEO S J, KIM J Y, et al. Dialysis adequacy predictions using a machine learning method[J]. Sci Rep, 2021, 11(1): 15417.

[2] PAATS J, ADOBERG A, ARUND J, et al. Optical method and biochemical source for the assessment of the middle-molecule uremic toxin β2-microglobulin in spent dialysate[J]. Toxins (Basel), 2021, 13(4): 255.

[3] INOUE H, OYA M, AIZAWA M, et al. Predicting dry weight change in hemodialysis patients using machine learning[J]. BMC Nephrol, 2023, 24(1): 196.

[4] SANDYS V, SEXTON D, O'SEAGHDHA C. Artificial intelligence and digital health for volume maintenance in hemodialysis patients[J]. Hemodial Int, 2022, 26(4): 480-495.

[5] OHARA T, IKEDA H, SUGITANI Y, et al. Artificial intelligence supported anemia control system (AISACS) to prevent anemia in maintenance hemodialysis patients[J]. Int J Med Sci, 2021, 18(8): 1831.

[6] BAI Q, TANG W. Artificial intelligence in peritoneal dialysis: general overview[J]. Ren Fail, 2022, 44(1): 682-687.

[7] OTA K, NISHIURA Y, ISHIHARA S, et al. Evaluation of hemodialysis arteriovenous bruit by deep learning[J]. Sensors (Basel), 2020, 20(17): 4852.

[8] PARK J H, PARK I, HAN K, et al. Feasibility of deep learning-based analysis of auscultation for screening significant stenosis of native arteriovenous fistula for hemodialysis requiring angioplasty[J]. Korean J Radiol, 2022, 23(10): 949.

[9] CHEN C H, TAO T H, CHOU Y H, et al. Arteriovenous fistula flow dysfunction surveillance: early detection using pulse radar sensor and machine learning classification[J]. Biosensors (Basel), 2021, 11(9): 297.

[10] ZHANG H J, PREDDIE D, KRACKOV W, et al. Deep learning to classify arteriovenous access aneurysms in hemodialysis patients[J]. Clin Kidney J, 2021, 15(4): 829-830.

第七节　人工智能与肾脏移植

　　肾移植是终末期肾病的最佳治疗方式。移植配型技术和外科手术的进步,以及免疫抑制药物的改进,极大地改善了移植肾的短期预后。但是自 2000 年以来,移植肾和受者的远期预后并没有得到进一步改善。移植肾延迟复功、急性排斥反应(特别是抗体介导的排斥反应)、慢性移植肾肾病以及免疫抑制剂相关并发症等,都影响着移植肾和受者的远期存活。如何改善肾移植患者的远期预后,一直以来都是临床和基础研究的热点内容。随着医疗信息数字化的进展,以及医疗数据量的不断增长,人工智能、机器学习等新的技术和手段越来越多地应用于医疗信息的有效挖掘,以帮助临床医生做出最佳的临床决策。机器学习可以帮助解决的问题包括分析两种变量的相关关系、依据基线特征建立预测模型等。在肾移植领域,术前供受体配型、肾移植手术,以及术后管理这一系列过程会产生庞大的医学信息和数据库,为构建人工智能机器学习模型创造了有利条件。目前,我们处在移植数字化时代的开端,越来越多的人工智能模型和方法应用于肾移植领域的方方面面,相信未来人工智能可以

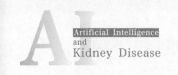

协助进一步改善移植肾和受者的长期存活。

一、肾移植术前供受体选择和器官分配

在供肾短缺和肾移植等待人数不断增加的时代,如何保证供肾分配的公平性,同时保证供肾可以得到最好的供受体匹配,是一个非常复杂的课题。在个体水平预测肾移植预后需要考虑很多复杂的因素,传统的统计学方法不能有效解决这种高度复杂的问题,而人工智能方法有望取而代之,提供决策帮助。

有研究人员利用美国肾脏数据系统(United States Renal Data System,USRDS)的信息(纳入了 5 144 例患者的 48 个变量),基于贝叶斯网络(Bayesian network)创建了一种机器学习算法,作为移植前器官匹配的工具,结果显示该工具预测肾移植术后 1 年内移植肾失功的特异度高达 80%,可以作为供肾匹配的参考依据之一。

供者肾脏概况指数(kidney donor profile index,KDPI)是目前最普遍应用的评估供肾质量的参考依据,该指数纳入了 10 项供体相关变量,当 KDPI ≥ 85% 时,认为供肾质量"不佳"。该指数的应用可以帮助明确供肾质量,但也可能会增加不必要的供肾丢弃。目前,已有研究人员开发了人工智能算法,帮助患者来决定是否接受肾移植或继续透析。比如,对某些病人而言,其继续透析的 5 年生存率可能会高于接受一个 KDPI 很高的供肾。人工智能可以给予更加精准的肾移植后获益和风险评估,以帮助患者做出获益更高的决定。2019 年,有研究人员开发了一项人工智能算法随机生存森林(random survival forest,RSF),结合移植后生存指数(post-transplant survival,EPTS)和 KDPI 来评估肾移植术后 5 年的受者生存率,结果显示 RSF 算法的 C 指数为 0.637,作者认为该模型可以用于个体化供肾匹配的评估。

人工智能的人工神经网络可以处理大量复杂数据,包括处理和利用不完整或不准确的数据,用以确定最佳解决方案。因为人工智能工具可以很容易整合进电子健康系统,因此人工智能工具有望在肾移植器官匹配方面得到更广泛的应用。

但是,人工智能技术在供肾分配领域中的应用,很大程度上取决于供肾分配组织对人工智能技术的信任程度和可接受程度。供肾分配组织往往会比较谨慎,而拒绝使用新的技术,他们会更加期待人工智能前瞻性的研究结果,而不是完全相信或依赖利用回顾性数据所取得的预测移植肾存活的能力。依托于人工智能的供肾分配系统将具有强大的公平性,可以避免一些人为选择偏见。

二、移植前供肾病理检查

移植肾病理检查主要分为两方面,移植前供肾病理检查用于供肾选择和分配,移植后病理检查用于评估排斥反应和移植肾损伤。识别和量化移植肾细微组织和结构的病理学改变,并和临床指标变化相关联,是肾移植精准管理的基础。因供肾保存时限要求,往往需要病理医生在术前较短时间内对供肾病理做出准确判断。研究表明,不同的病理医生对术前供肾病理可能会做出不一样的解读,从而可能会增加不必要的肾脏丢弃。病理数字化的诞生以及医学全量影像学在临床研究、队列研究和临床实践中的应用,催生了人工智能在组织病理学中的应用。有学者创建了一种人工智能算法,命名为 RENFAST(rapid evaluation of fibrosis and vessels thickness),用于区分 PAS 染色切片上的肾小球、量化肾小管萎缩、检测肾脏血管以及量化间质纤维化,该算法总体准确率为 0.89,平均用时 2 分钟,极大地缩短了检测时间。另一种命名为 RENTAG(robust evaluation of tubular atrophy & glomerulosclerosis)的人工智能算法,包含了 3 个模块:PAS 的规范化、评估肾小球硬化和量化肾小管萎缩,研究结果显示该算法具有很高的灵敏度和阳性预测率,完成分析平均用时为 3 分

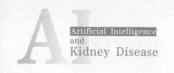

钟。鉴于供肾病理切片的高度复杂性和对时间的高要求,人工智能的应用或许能提供更加可靠和稳定的结果,同时节约时间。

三、预测移植肾排斥反应

移植肾排斥反应是肾移植术后常见并发症,影响肾移植的远期预后。排斥反应的诊断主要依据肾功能变化以及移植肾穿刺病理检查,不仅面临出血风险,且需要耗费较多时间。随着免疫抑制药物的不断进步,急性排斥反应的发生率有所下降,但仍有较大比例患者表现为亚临床排斥反应,常规的血尿检查无法及时发现,只有在程序性活检时才能发现。研究表明,人工智能方法,特别是深度学习可以帮助提取这类亚临床排斥反应的特征。

目前,移植肾排斥反应的病理诊断的主要标准是根据组织学改变制定的 Banff 标准。但是,不同的病理医生或临床医生对活检标准的组织学改变的认识具有异质性,不同观察者对组织学病变的分级和报告可重复性仍较低。比如,当供体特异性抗体或 C4d 阴性时,或缺少某些临床指标如血肌酐、蛋白尿时,病理医生或临床医生可能无法做出准确的判断。此外,Banff 标准自 2005 年被提出后,标准中用于诊断的形态学改变的定义和病变的名称等内容也处于动态变化之中。这些因素都对病理医生或移植临床医生带来挑战。在 2019 年 Banff 大会上,与会者特别强调了人工智能、机器学习和深度学习在分类诊断、聚类分析和电子病理图像分析等方面的应用。

目前,被用于预测移植肾排斥反应的人工智能模型主要包括:人工神经网络、支持向量机、贝叶斯网络、决策树和随机森林,其中 ANN 和 DT 应用相对更多,其预测移植肾排斥反应的灵敏度、特异度和准确率相对更高。DT 的特点是稳健性高、低计算成本以及具有处理冗余数据的能力。ANN 应用中使用最多的方法包括多层感知机(multi-layer perceptron, MLP)。

人工神经网络系统在被训练以后，能够用于预测移植肾排斥反应的类型。有学者利用人工神经网络预测移植肾超急性排斥反应、急性排斥反应、亚急性排斥反应和慢性排斥反应，以及基于不同排斥反应类型预测移植肾的预后。有研究利用27例肾移植患者的回顾性资料，通过人工神经网络确定能够预测移植肾慢性排斥反应进展的重要变量。结果显示对移植肾慢性排斥反应进展的重要影响因素包括：慢性肾小球病变、血清肌酐平均水平、胆固醇、甘油三酯、移植肾穿刺时的血压、移植前透析时间、环孢素的平均剂量、穿刺前血清肌酐 > 150μmol/L 的时间。

DT 算法模型可以整合影像学标志物和临床生化指标来预测早期急性移植肾排斥反应，整体准确率为 92.9%，灵敏度为 93.3%，特异度为 92.3%。通过人工智能联合组学的方法，分析组织活检标本的特点，应用于预测移植肾排斥反应。

一项来自欧洲的研究利用移植肾活检数据库（BIOMARGIN 和 ROCKET），开发了人工智能机器学习模型——极限提升树（extreme gradient boosting，XGB），并在另外 3 个独立的数据库中进行验证，训练所得的人工智能算法诊断抗体介导排斥反应的 ROC 曲线下面积分别为 0.97、0.97 和 0.95；诊断 T 细胞排斥反应的 ROC 曲线下面积分别为 0.94、0.94 和 0.91；区别急性和慢性抗体介导排斥反应的准确率高达 95%。

RNA 测序数据也可以用于创建诊断急性排斥反应的人工智能算法。有学者利用标本 RNA 测序数据，开发了 3 种机器学习方法，线性判别分析、支持向量机和随机森林，用于诊断 T 细胞介导的排斥反应和抗体介导的排斥反应。

四、预测移植肾延迟复功

移植肾延迟复功是尸体供肾肾移植术后的常见并发症。随着边缘供肾应用的增多，移植肾延迟复功的发生率也有所增加。移植肾延迟复功

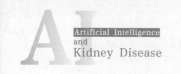

会增加急性排斥反应发生风险、延长住院时间、影响移植肾预后。目前，尚无有效治疗手段预防移植肾延迟复功。在肾移植手术前预测移植肾延迟复功的发生，可以进行风险评估，如选择相对低风险的患者、尽量缩短冷缺血时间以及延迟使用钙调磷酸酶抑制剂等，以改善移植肾预后。目前，使用最广泛的预测工具是 Irish 风险预测模型，准确率达到 70%。利用机器学习算法，如支持向量机、随机森林和深度学习等，可以预测移植肾延迟复功，在这些算法中，线性 SVM 具有最高的区分能力（ROC-AUC 0.843）。

在一项单中心研究中，研究人员通过人工智能进行数据挖掘和机器学习，纳入的供体变量包括年龄、性别、体重、身高、供体获取前的肌酐、ICU 住院期间最低肌酐、糖尿病或高血压、死亡原因、ICU 住院时间、儿茶酚胺使用情况，纳入的受体变量包括年龄、性别、身高、体重、BMI、残肾尿量、高血压或糖尿病、肾脏替代治疗方式及持续时间、巴利昔单抗诱导、移植次数、等待时间等，基于 RF 和多层感知机方法预测移植肾延迟复功的发生，结果显示准确率达 93.75%，AUC 为 0.92。

人工神经网络可用于预测移植肾延迟复功。有研究人员利用 100 例肾移植受者数据来训练人工神经网络，在 20 例前瞻性的患者中，人工神经网络预测移植肾延迟复功的发生率为 80%。人工神经网络还被用于检测冷缺血时间对移植肾延迟复功发生的影响，结果显示除了无尿和血肌酐升高外，冷缺血时间 < 12 小时可以代偿其他大部分因素对移植肾延迟复功的影响。如果没有其他因素存在，冷缺血时间 > 36 小时也不会对移植肾延迟复功造成影响。

在另一项研究中，有研究人员利用大规模肾移植队列创建了个体化移植肾延迟复功的机器学习预测模型，共纳入研究队列 55 044 例，验证队列 6 176 例，纳入了 30 个变量，共训练了 5 种机器学习算法：Logistic 回归，弹性网络（elastic net），随机森林，人工神经网络和极限提升树，研究结果确认了26个和移植肾延迟复功相关的危险因素，其中人工神经网络和XGB具有较好的预测能力，AUC分别为0.732和0.735。

五、优化免疫抑制方案

肾移植术后免疫抑制方案因移植中心不同而有所不同，个体对免疫抑制方案的应答也因人而异。对肾移植个体而言，个体化免疫抑制方案在保证有效免疫抑制强度的同时，可以减少药物相关副作用。

他克莫司是一种普遍应用于肾移植患者的抗排斥反应药物，该药物治疗浓度窗很窄，不同患者变异度大。有研究人员已成功确认了对他克莫司浓度有影响的临床和遗传因素，并为药物遗传学算法训练了8种机器学习技术，用于预测他克莫司稳定浓度值。有多项研究对人工智能算法和Logistic回归模型进行了比较，结果均显示机器学习工具在预测他克莫司稳定浓度值方面比回归模型更具优势。

目前，可用于优化免疫抑制药物剂量的人工智能模型包括模糊逻辑（fuzzy logic），随机森林，人工神经网络等。有研究人员将服药后3小时血药浓度作为人工神经网络算法输入数据，所预测的他克莫司AUC和实际测得的数值相差无几。此外，也有研究人员设计了一种改良的人工神经网络，可以精准估计他克莫司的起始剂量和生物利用度，预测的生物利用度和实际测得的数值相差无几。该算法可以优化他克莫司剂量以减少药物毒性。这些研究结果显示，人工智能具有解决肾移植受者生存分析相关问题的能力。

六、预测移植肾预后

精准预测移植肾或者移植肾受者预后具有一定的挑战性，因为相关危险因素具有高度多样性和复杂性。用于预后分析的机器学习算法有决策树、集成学习（ensemble methods，EM）、人工神经网络、支持向量机等。

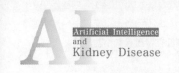

有研究表明，和传统的 Logistic 回归分析相比，人工智能的人工神经网络技术在预测移植肾预后方面具有更好的表现。有学者利用澳大利亚和新西兰既往 30 年所有的肾移植数据，验证人工神经网络是否能被训练并用于预测移植肾存活。利用 22 个变量对人工神经网络进行训练，这 22 个变量包括供体相关（年龄、性别、移植肾来源）、受体相关（年龄、巨细胞病毒和 EB 病毒抗体、其他器官移植史、输血史）、供肾相关（冷缺血时间、保存情况）和 HLA 配型相关（HLA-A、HLA-B、HLA-DR、HLA-DQ）指标。经过训练，人工神经网络肾移植成功的预测比率为 84.95%，肾移植失败的预测比率为 71.7%。这些结果提示，经过正确训练的人工神经网络可以准确预测肾移植成功或者失败。人工神经网络用于预测肾移植预后的网络结构如图 4-7-1 所示。

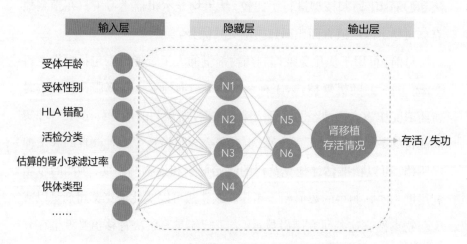

图 4-7-1 移植肾预后预测的人工神经网络结构

注：人工神经网络结构包含了输入层、隐藏层和输出层，每一个神经元都和下一层级的神经元相关联，组成了一个相互连接的网络；HLA，人类白细胞抗原。

在一项大型国际多中心观察研究中，共纳入 3 774 例肾移植患者作为研究队列，9 834 例肾移植患者作为验证队列，研究人员利用贝叶斯联合模型(Bayesian joint models)确认了影响移植肾存活的独立危险因素包括:受者免疫状态、移植肾间质纤维化和小管萎缩、移植肾炎症、动态肾小球滤过率和蛋白尿等,在研究队列中 AUC 为 0.857,在验证队列中 AUC 为 0.857。该预测模型为动态模型,可进行持续动态更新,可以成为临床医生的床边工具,进行风险评估,给予精准的临床决策。

但是,也有研究表明,和传统应用的基于 Cox 的预后系统相比,机器学习模型对移植肾失功的预测能力并没有显著的优势。在这项研究中,共纳入了 4 000 例来自法国的肾移植队列,建立了基于树的模型(RSF,RSF-ERT,CIF),支持向量机模型(LK-SVM,AK-SVM)和梯度提升树模型(XGBoost)预测移植肾失功,并在 4 400 余例来自欧洲、北美和南美的肾移植队列中进行验证,平均随访 6.25 年,基于 Cox 的预后系统的 C 指数为 0.808,而人工智能系统 RSF,RSF-ERT,CIF,LK-SVM,AK-SVM,XGBoost 的 C 指数分别为 0.788,0.779,0.786,0.527,0.704,0.767。

七、人工智能在肾移植其他方面的应用

1. 外科并发症 人工智能算法依赖的磁共振检查,如 DRSA-U-Net(residual segmentation attention dual channel network)的图像可以清楚地看到移植肾、输尿管以及周围软组织的情况,有望用于鉴别肾移植术后外科并发症。

2. 肺炎 有研究人员利用人工智能模型预测肾移植术后肺炎的发生,其中支持向量机具有最佳的预测能力,其纳入的变量包含了患者免疫状态指标,如单核细胞 HLA-DR 的平均免疫荧光值、中性粒细胞数值、$CD8^+T$ 细胞数值、NK 细胞数值等,AUC 为 0.940。该模型可应用于指导个体化免疫状态评估和免疫抑制剂使用。

3. 人工智能影像学 已有研究将人工智能影像学应用于肾移植,如利用锝 -99 肾脏核素成像用于诊断移植肾动脉狭窄;利用动态磁共振增强

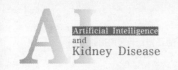

扫描用于诊断移植肾急性排斥反应;通过深度学习算法,利用磁共振弥散加权成像用于诊断急性排斥反应;通过卷积神经网络模型,利用磁共振弥散加权成像、肌酐清除率和血清肌酐值用于诊断急性排斥反应,准确率 > 90%;通过深度学习算法,利用磁共振弥散加权成像、血氧水平依赖的磁共振、肌酐清除率和血清肌酐值用于诊断急性排斥反应,准确率 > 90%。

八、前景与展望

国际性合作、大数据共享,构建高效的通信联络系统用于及时提取、存储和更新数据库,这些措施可以促进人工智能在未来肾移植领域进一步推广应用,以进一步改善肾移植远期预后。未来各种预测模型的质量在很大程度上取决于数据库的质量、数量以及稳定性。

(余献平,任萍萍)

参考文献

[1] BADROUCHI S, BACHA M M, HEDRI H, et al. Toward generalizing the use of artificial intelligence in nephrology and kidney transplantation[J]. J Nephrol, 2023, 36(4): 1087-1100.

[2] AYANIAN J Z, CLEARY P D, WEISSMAN J S, et al. The effect of patients' preferences on racial differences in access to renal transplantation[J]. N Engl J Med, 1999, 341(22): 1661-1669.

[3] LIU H, REN L, FAN B H, et al. Artificial intelligence algorithm-based MRI in the diagnosis of complications after renal transplantation[J]. Contrast Media Mol Imaging, 2022, 2022: 8930584.

[4] BURLACU A, IFTENE A, JUGRIN D, et al. Using artificial intelligence resources in dialysis and kidney transplant patients: a literature review[J]. Biomed Res Int, 2020, 2020: 9867872 .

[5] ALAMGIR A, HUSSEIN H, ABDELAAL Y, et al. Artificial intelligence in kidney transplantation: a scoping review[J]. Stud Health Technol Inform, 2022, 294: 254-258.

[6] SHADABI F, SHARMA D. Comparison of artificial neural networks with logistic regression in prediction of kidney transplant outcomes[C]//2009 International conference on future computer

and communication. Piscataway: IEEE, 2009: 543-547.

[7] KONIECZNY A, STOJANOWSKI J, RYDZYNSKA K, et al. Artificial intelligence: a tool for risk assessment of delayed-graft function in kidney transplant[J]. J Clin Med, 2021, 10(22): 5244.

[8] TRUCHOT A, RAYNAUD M, KARMAR N, et al. Machine learning does not outperform traditional statistical modelling for kidney allograft failure prediction[J]. Kidney Int, 2023, 103(5): 936-948.

[9] PENG B, GONG H, TIAN H, et al. The study of the association between immune monitoring and pneumonia in kidney transplant recipients through machine learning models[J]. J Transl Med, 2020, 18(1): 370.

[10] YAO L J, ZHANG H Y, ZHANG M Q, et al. Application of artificial intelligence in renal disease[J]. Clinical eHealth, 2021, 4: 54-61.

第八节　人工智能与肾脏疾病防控体系建设

慢性疾病防控体系建设一直是我国的长久策略。近年来,在全球范围内,随着慢性肾脏病的发病率和患病率的不断升高,慢性肾脏病所带来的疾病负担日益严重,完善其防控体系的构建,是全球范围内一项重要的公共卫生事业,对于保障人民群众的健康和提高国民健康水平具有重要意义。人工智能技术的加持,为防控体系的建设模式增加了更多可行空间。本节将从疾病的健康教育、早期筛查、监测系统、政策法规和科研创新等方面,阐述人工智能如何赋能肾脏疾病防控体系构建。

传统的健康教育与宣传模式主要借助纸质媒体、电视、广播、组织现场健康讲座和义诊活动等。印发宣传海报或宣传册,配合健康讲座进行发放宣传。这种方式的优点在于,通过线下活动,让听众直接接受到医学专家的健康指导建议。同时,研究表明,线下活动的互动方式十分有利于吸引公众参与并学习相关知识。然而,近年来因较多带有纯商业目

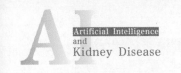

的的宣讲活动不断在社区中开展，针对老年居民，以"保健""养生""延年益寿"为主要宣传点，实际目的则为推广公司产品而非真正意义上的健康宣教。更有甚者，其宣教活动的背后还掺杂着针对老年人的欺诈行为，非但没有起到健康教育的作用，甚至适得其反。随着这些营利性宣讲活动的增加，确由医学专家与政府疾病防控机构（如国家、省、市、县各级疾病预防控制中心）所组织的社区健康讲座，反而经常被居民以无法辨别真伪为由拒绝参加，使居民失去了有效的获取疾病防控相关知识的机会。

这一缺憾在当前的人工智能发展阶段，可以通过应用大型语言模型的人工智能对话系统加以弥补。基于自然语言处理技术，将用户输入的自然语言转化为计算机能够理解和处理的形式。通过对对话内容的文本分析、语义理解和情感分析等，使得对话系统能够理解用户的意图和情感，并作出回应。

进行自然语言的理解，包括分词、词性标注、实体识别等，用于提取用户问题中的关键信息和意图。根据对话内容的上下文，不断修正或扩充针对用户的回答内容，以确保回答的连贯性和流畅度。对话生成模块在回答问题时，可能面临多种合理的答案。为了增加对话的多样性和创造性，对话生成模块可能会采用一些技术，如随机采样和参数控制等。同时，还要针对对话的生成质量加以控制和评估。可以使用自动评估指标，如 BLEU、ROUGE 等，也可以通过人工审核进行评估。

自动评估方法较多应用于对话的前期部分，通过少量、单义且相互独立的信息互动模块，快速判别使用者的对话或咨询诉求。通过用户对互动模块使用过程中的反馈，校正语义分析系统的精度与导向能力。而人工审核和评估则主要针对更加精细的个体化对话内容，前期通过对语言模型大批量训练和调节，使模型对语义的理解与分析最大程度和现实语言相一致。即便如此，在复杂语境、双关语义、通用缩写等对话情况中,自然语言模型的自我学习能力仍比较有限。因此,将人工审核和评估与自动评估两者相结合,不断训练和调整对话生成模块的输出内容,最终将构建出智能化健康教育与宣讲系统。

在疾病全病程管理中,早期筛查往往并不会被临床工作者所着重强调,但其同样是慢性疾病管理与防控体系建设的重要环节。建立完善的早期筛查和诊断体系,包括如何在合理的经济支出前提下最大程度覆盖疾病筛查人群,如何开发与构建兼顾灵敏度和特异度的诊断模型,如何平衡筛查过程中不可避免产生的"假阳性"与"假阴性"结果所带来的负面影响等复杂议题。

从现实角度出发,经济支出与人群覆盖率呈正相关。但我国居民商业医疗保险覆盖率较低,2020 年资讯显示,居民商业医疗保险覆盖率仅20%,其中主要构成为长期人寿类保险,无法覆盖日常的普通诊疗和体检费用。因此,大范围疾病筛查支出仍将由国家居民医保或个人自费承担。然而,2023 年资讯显示,在我国极力宣传与全面推进 35 岁以上居民定期开展体检的背景下,截至 2020 年,我国规律体检人群仍不足居民总人口的 30%。由此可以看出,完全依靠民众自发参与,对慢性疾病,尤其是慢性肾脏病的早期筛查,效果甚微。

肾脏疾病的确诊依赖肾脏穿刺活检手术,这是一项有创检查,并且对操作人员的技术要求和操作环境的无菌程度要求都极高。同时,组织病理阅片和诊断则十分依赖高年资病理医师。因此,穿刺活检显然不具备作为肾脏疾病筛查手段的条件。传统的筛查方案主要通过血液和尿液检查,结合受访者既往健康状况,如是否罹患糖尿病、高血压、代谢综合征等,但这种方式仍然主要依托生化检验系统。2010—2018 年间,刘章锁教授团队先后对河南中部地区近 4 万城乡居民开展了有关慢性肾脏病和糖尿病肾病的疾病筛查工作。在实际工作当中发现,针对农村居民,尤其是生活在山区等较为偏远地区的居民,即便是检测血液和尿液标

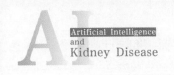

本,也存在不同程度的困难。其一,样本收集后的保存条件有限。将血液和尿液标本收集完成后运送至中央实验室进行统一检测,会出现若干受访者标本质控不达标的情况。其二,体检报告打印与发放困难。因中央实验室往往为当地县级医院或市级医院,距离受访者所居住村落较远,纸质报告发放往往需要县、乡、村逐层传输,不仅消耗时间,也占用了较多的人力资源。

基于这种背景,在 2021 年,刘章锁教授再次牵头开展了慢性肾脏病筛查车下乡项目,通过使用生化检验一体筛查车,进入基层和山区,进行慢性肾脏病疾病筛查工作。筛查车进行了专业化设计与改装,可以承担血液和尿液标本的生化指标检查工作。同时,配备了全自动对焦成像的广角眼底镜检查设备,并可以将眼底血管图像实时上传云端服务器。通过对受访者的生化检查、体格检查和问卷调查结果进行整合,实时生成详尽的体检报告。在 5G 网络和强算力的云端服务器双重支持下,实现了筛查后 24 小时内即可导出检测报告。智能手机用户则可以获取到纸质检测报告和电子检测报告两种反馈。人工智能技术也在疾病筛查中起到了重要作用。云端服务器的多个计算模型由医师团队和计算机工程师团队共同开发,旨在全面分析受访者检查和检验数据,提供体检结果及健康建议。评估受访者肾脏功能损伤程度或损伤风险的模型是根据团队既往诊疗数据所构建,综合分析检查、检验和问卷调查所获取的多项数据,判断当前受访者是否存在潜在肾脏功能损伤,或是否存在中远期肾脏疾病发生风险。评估并发症的预测模型则是针对已经罹患不同类型肾脏疾病的患者,预测其发生心脑血管疾病、炎症性肠病、腹膜炎等不同并发症的发生风险。预测模型在风险预测的基础之上,同时提供可干预的风险因素权重和健康建议,为受访者提供全面的疾病预防信息。

构建筛查体系的同时,疾病监测系统也在同步开展。通过建立肾脏疾病监测和统计系统,收集肾脏疾病的流行情况和趋势数据,及时掌握肾脏疾病的发病情况,可以为制订防控措施提供科学依据。传统的监测系统构建,主要通过收集临床数据、医学影像、生化指标等多种类型的肾脏健康数据,将其整合至统一平台。对数据进行清洗、标准化和特征提取等预处理后,构建机器学习模型来分析数据,识别出与肾脏疾病相关的模式和特征。可以使用监督学习、无监督学习等技术来训练模型,识别出异常情况或风险因素。训练完成后经由外部数据集多次验证并调整至最优状态的模型,通过封装上线或开放 API 接口等方式,与现行的监测系统相结合,预测肾脏疾病的发展趋势,诊断患者是否存在潜在疾病风险,以便更早地采取干预措施。具体的模型构建方式和算法选择等均已在前文中有诸多讨论,本节不再赘述。在上述常规的系统构建方法之外,应用多组学数据结合人工智能技术,也是当前疾病监测体系构建过程中在不断尝试的全新方式。

流行病学研究显示,诸多慢性疾病具有家族聚集特征,不同类型人群对疾病的易感性也有差异。人类全基因组关联研究则证实了这一现象。肾脏疾病也存在着相似情况,家族聚集性与人群易感性使疾病的发生仿佛蕴含着某些规律与特征。因此,结合基因组、转录组、表观修饰组等组学数据,借助人工智能算法分析基因的变异和表达模式特征,为易感人群的筛选和精确定位提供了重要信息。而代谢组学则可以通过终产物信息回溯上游代谢过程,不仅为研究疾病的发生机制提供全新思路,同时能够以营养成分、膳食结构等方向为切入点,为患者提供个体化饮食建议和调整方案。

如前所述,肾脏疾病确诊依赖穿刺活检术,肾脏病理图像则包含了十分丰富的组织学信息。病理诊断过程中,虽然会对典型病理改变情况加以量化描述,但是无法对所有的图像细节进行量化处理,否则会严重增加非必要工作时间和边际成本。而人工智能深度学习模型则可以胜任图像数字化转换的工作,病理图像组学的概念也应运而生。肾脏病理图

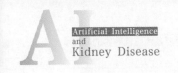

像组学,除了完成疾病辅助诊断外,还能够进行肾小球分割与异常识别,描述肾小球形态学特征,系膜、基质、血管袢等区域宽度、总长度、面积,浸润细胞类型和数量,对新月体等特征性结构计数和测量等。通过对图像不同区域进行数字化转换,不仅增加了对于肾脏疾病下肾脏组织微观结构的进一步认识,也为基于穿刺活检结果预测疾病预后提供了海量数据支持。刘志红教授团队率先开发并构建了 IgA 肾病病理图像组学的深度学习模型和数字化病理数据库。同期,刘章锁教授团队所开发的基于深度学习模型的糖尿病肾病辅助诊断系统、糖尿病肾病数字化病理数据库,以及狼疮性肾炎数字化病理数据库,均已先后上线并投入试运行使用中。使用者仅需上传对应疾病的病理图像,系统即可自动进行病理学诊断、图像数字化结果输出等工作,人工智能的自动化属性得以充分发挥。

总之,肾脏疾病,尤其是慢性肾脏病,其防控需要全社会共同努力。建设健全肾脏疾病防控体系,是保障公众健康的重要举措,也是实现全面推进健康中国建设目标的重要组成部分。通过加强预防、早期诊断和科学治疗,可以有效降低肾脏疾病患病率、发病率和并发症发生率,提高公众健康水平和生活质量。

(刘东伟,段家宇)

第九节　人工智能在肾脏疾病中的应用前景

一、大数据时代新技术发展与肾脏疾病领域的"碰撞"与"磨合"

大数据时代下,新技术的发展与肾脏疾病领域的科学研究及临床实践正不断"碰撞"出火花。随着医疗信息化的不断推进和数据治理技术的发展,包含电子病历数据、疾病监测数据、多组学数据、移动医疗设备数据等在内的大量健康相关数据得以收集并积累。海量数据的巨大潜在价值有望为肾脏疾病领域科学研究注入新的生命力。研究者从数据出发，探索数据中隐含的规律与模式，能够帮助填补领域知识空白。因此，健康医疗数据的爆炸式增长推动了由"假设驱动"向"数据驱动"的研究模式转变。此外，肾脏领域医疗数据的积累为人工智能技术在肾脏临床实践中的应用提供了丰富的土壤。更细粒度与更高维度的数据能够更全面地刻画肾脏疾病的发生、进展过程，为临床决策提供更多宝贵信息。得益于深度学习、可解释性人工智能、多模态通用大模型等技术的不断发展，人工智能技术逐渐在肾脏疾病的预防、诊断、治疗等各个阶段发挥作用。

在面对机遇的同时，人工智能技术与肾脏疾病领域仍存在很大的"磨合"空间。在数据层面，真实世界数据可能存在较大偏倚，从而对分析结论的可信度带来影响，在进行数据分析时需考虑数据的全面性；产生于医疗实践的数据质量参差不齐也为数据治理带来了一定挑战，建立多模态医疗大数据的统一标准至关重要但仍道阻且长。在算法层面，伦理隐私问题仍是最大的挑战。其中，需要特别关注人工智能技术的公平性，克服潜在的性别、种族等偏见。肾脏领域的医疗数据标注涉及电子病历、肾脏病理图像等，需要由专业医生完成，因此，研究针对小样本数据的算法将有很大应用前景。此外，与人工智能技术的通用应用领域不同，医疗领域更注重算法的可解释性与因果关系的解读，目前大多数深度学习算法仍未能突破因果问题。在应用层面，随着两个领域的不断磨合，相信会碰撞出更大的火花。本节将分别对人工智能技术在不同肾脏疾病场景以及科学研究中的应用前景进行展望。

二、人工智能技术在不同肾脏疾病场景中的应用展望

（一）更精准的预防策略——助力肾脏疾病预防关口前移

对肾脏疾病进行早期风险评估可以帮助识别潜在患病风险，有助于

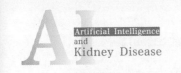

识别高危人群、及时采取预防干预措施,这对于促进预防关口前移和降低肾脏疾病负担十分重要。在个体层面,个性化交互监测设备可以实时收集生物学指标、生活习惯等信息,提供个性化健康管理建议和计划。在人群层面,建立肾脏疾病监测系统能够实时刻画肾脏疾病流行趋势,为我国不同时期肾脏疾病防控提供数据支撑。大数据和人工智能技术的发展为改善传统疾病监测模式提供了可能,通过融合网络信息处理技术、文本挖掘技术、地理信息系统等技术,对健康医疗大数据进行二次利用,充分发挥大数据在医学领域的"可转变用途性",能够助力实现高效的疾病防控监测。当前,北京大学第一医院肾内科已牵头建设了"中国肾脏疾病数据网络(China Kidney Disease Network,CK-NET)",并逐步开始对多元大数据融合驱动的肾脏疾病监测创新模式进行积极探索,在这一模式的推动下,我国肾脏疾病监测网络有望进一步完善。

除建立更完善的肾脏疾病监测体系外,建立面向个体的疾病预测模型也同样关键。国内外已有依据不同人群、针对多种类型肾脏疾病建立的疾病预测模型。以慢性肾脏病为例,当前建立的CKD发病风险模型主要以人工选择的人口学特征、生活习惯、相关疾病史、检查检验指标等作为预测变量,使用的建模方法多为Logistic回归模型和Cox比例风险回归模型等。尽管部分机器学习算法,例如随机森林、支持向量机、梯度提升算法等,已逐渐应用于肾脏疾病风险预测领域,且已获得较高的准确率,但仍有更多待探究的风险因素可能会进一步提高预测模型的准确度。伴随人工智能技术的发展,肾脏疾病风险预测模型仍有较大的改进空间。首先,随着疾病监测体系的不断完善,肾脏疾病领域的数据积累不断多元化,纳入更多预测变量成为可能。包括电子健康档案、多组学数据、外部环境暴露在内的多种形式数据,均有可能包含待挖掘的表征疾病风险的关键信息。其次,这也对数据分析算法提出了新的要求,传统的算法只能处理简单的表格数据,在更复杂的预测场景下需要引入基于自然语言处理算法的 EHR 自动分析技术以及可以有效整合多类型数据的多模态通用大模型等，进而有效提取关键特征和关联信息，以提高预测模型的稳健性与准确度。最后，提高预测模型的可解释性也是一项重要议题。可解释性人工智能的发展将使模型的预测结果更易于解释和理解，模型决策过程和关键特征的呈现可以使决策者更好地理解风险评估的依据，提升预测模型的可信度和可用性。

（二）更可靠的诊断算法——助力肾脏疾病临床辅助决策

在肾脏疾病诊断领域，人工智能技术的发展可能为部分较难诊断的疾病亚型提供更多诊断依据，帮助临床医生尽早采取及时有效的干预措施，延缓疾病进展，进而降低医疗费用和资源消耗，减轻患者痛苦和不良预后。一方面，新技术的发展有望助力发现潜在的生物标志物。医疗信息化和大数据治理技术的推进使多元化数据得以存储、整合，将前文所述多模态通用大模型技术合理地用于挖掘健康医疗大数据，能够帮助探索隐含于这些多模态数据背后未知的特征模式及关联关系。例如，对于临床检验指标、电子病历记录、临床报告文本、基因组学等多模态数据，可以利用多模态通用大模型分析数据间的潜在关联性，以综合提取不同模态数据中的有价值信息并用于提高肾脏疾病早期诊断的准确度。另一方面，计算机视觉技术的发展能够进一步提高肾脏疾病领域影像诊断和病理诊断的可靠性，有效辅助临床决策。例如，现有的图像处理技术已能较为准确地识别肾脏病理图像中肾脏结构病变的位置及类型。

虽然人工智能技术已经在肾脏疾病诊断领域表现出极大的应用潜力，但是目前算法研究与临床实践仍存在较大的鸿沟。国内外已有较多研究探索人工智能技术在肾脏疾病诊断中的应用，但截至目前，实际只有极少数研究真正部署于临床环境中，大多数研究并未在临床实践中得到验证和完善。不仅如此，关于患者隐私以及安全伦理的担忧仍未解决，随着患者隐私保护技术和相关伦理法规制度的发展，越来越多的辅

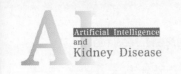

助诊断算法有望应用于临床实践。此外,可解释性人工智能技术的发展能够帮助智能诊断算法获得更多临床认可,也是弥补这一鸿沟的关键一环。除技术发展本身,医疗和计算机领域的学科差异也需要引起重视,医疗从业人员对人工智能技术的接受度和操作水平也是人工智能助力肾脏疾病辅助决策的关键。在医疗从业人员中逐步普及人工智能技术,有助于临床工作者充分了解这些智能工具的原理、优势和局限,从而帮助他们接纳并在临床实践中合理地使用新兴技术。临床医生对辅助诊断系统给出的决策结果进行客观评估,也可以有效避免可能出现的伦理安全问题,使人工智能算法能够真正提升数字化环境下临床工作的效率和质量。

(三)更智能的患者管理——助力肾脏疾病个性化护理

肾脏疾病种类繁多、病因复杂,每个患者的个体情况均存在差异,这给肾脏疾病的治疗带来了一定的挑战。在基于大规模人群研究制定的疾病治疗指南基础上,制订治疗方案需进一步考虑患者的个体差异,个性化治疗对改善疾病预后非常关键。通过人工智能技术对患者的全面信息进行挖掘并探索不同亚组人群在不同治疗下的受益差异,能够为个性化医疗方案的制订提供依据。在肿瘤学领域,多项研究使用人工智能算法根据癌症患者的基因表达谱、放射生物标志物等信息预测化疗、免疫治疗效果,相关技术在肾脏领域也能够作为参考。此外,人工智能算法有望在患者用药方案指导中发挥作用。例如,考虑时间序列的多模态通用大模型能够整合肾脏疾病患者的生理参数、实验室检查结果、影像结果、用药史和既往治疗效果等多来源数据,进行全面分析,从多角度捕捉肾脏疾病发展的潜在规律与复杂性,为个性化用药方案的制订提供信息。已有研究使用神经网络来辅助终末期肾病患者贫血管理中红细胞生成素剂量方案的制订。对历史 EHR 数据的挖掘,能够帮助发现罕见的不良用药反应或药物相互作用,为制订特殊人群的治疗方案提供参考。

对于进展性肾脏疾病患者,除院内治疗,院外疾病管理也是肾脏疾病治疗的关键环节。物联网、网络信息技术的发展使通过移动医疗设备对患者进行远程监测成为可能,远程监测有望弥补定期复查依从性低、时间间隔长等缺点。连续和实时监测能捕捉肾脏疾病患者机体指标的动态变化,提前预警不良事件。同时,在传统医疗模式下,医生仅能根据患者院内检查结果做出诊疗决策,患者日常身体状况信息通常仅能通过医生询问、患者回忆的方式获得,利用远程监测技术能够使日常监测数据作为患者院内检查指标的辅助材料,让医生对患者的情况有更加细致全面的了解,进而为制订和调整治疗方案提供依据。图 4-9-1 是人工智能技术在肾脏疾病三种场景中的应用展望。

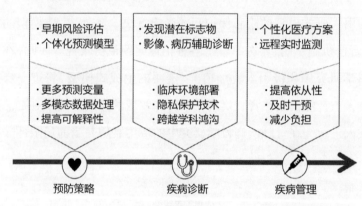

图 4-9-1　人工智能技术在肾脏疾病三种场景中的应用展望

三、人工智能在肾脏疾病科学研究中的应用展望

如上所述,人工智能技术在肾脏疾病预防、诊断、治疗和管理等全流程场景下均有广泛的应用前景。除此之外,人工智能技术的发展尤其是生成式人工智能的兴起有望为肾脏疾病研究注入新活力。以目前广泛流行的生成式人工智能为例,GPT 模型能够根据简单的文本提示生成各种格式的数据、完成各种应用场景下的任务。由于其优秀的创造性与广泛的应用场景,生成式人工智能可以在肾脏疾病科学研究的多个阶段发挥

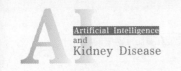

作用,使研究过程更加高效。例如,生成式模型具有强大的总结以往研究的能力,可以针对研究者感兴趣的议题,收集、整合大量的相关研究,并对既往研究进行总结归纳,生成领域文献综述。此外,已有研究者尝试使用生成式模型生成模拟电子健康记录,模拟数据集不仅可以增加样本量,填补缺失,同时也降低了患者隐私泄露的风险。AlphaFold 等模型能够精准生成蛋白质分子结构,加速候选药物的发现和设计。除助力研究过程外,ChatGPT、GPT-4 等模型能够协助研究者进行论文润色,以更好地推广研究成果。然而,值得注意的是,目前生成式人工智能模型在医学研究中的应用仍存在较多隐患,比如,模型无法对所生成信息的质量进行评估,存在生成错误信息的风险;在涉及患者隐私数据的科学研究中使用生成式模型的隐私保护问题尚未解决。此外,生成模型的不透明性、责任机制不明、不公平性等各种伦理问题值得重视。因此,在肾脏疾病科学研究中积极引入更加精准、透明的生成式模型,将进一步拓宽生成式人工智能模型在肾脏疾病科学研究领域的应用。图 4-9-2 总结了生成式人工智能在肾脏疾病科学研究中的应用展望与当前局限性。

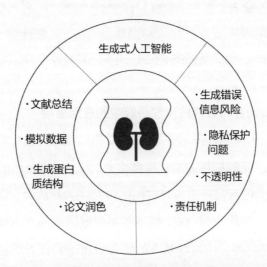

图 4-9-2　生成式人工智能在肾脏疾病科学研究中的应用展望与当前局限性

生成式人工智能的发展有望成为提高肾脏疾病领域科学研究效率的一把利器，但值得一提的是，人工智能技术推动肾脏疾病领域产生突破性研究进展的关键是高价值科学问题的提出。肾脏领域真正有突破价值的科学问题应该源于临床实践需求，基于临床医生的临床经验。因此，临床医生在人工智能技术与肾脏临床实践的融合发展中起到关键作用。提升临床医生的数据素养可以帮助临床医生充分利用手中的数据资源开展有价值的健康数据科学研究，从而发挥人工智能技术在肾脏疾病科学研究中的最大价值。当前，数字化技术的使用使临床医生在临床实践中积累了大量数据，但其不熟悉复杂医疗数据的数据结构、无法充分意识到数据中的价值；计算机领域的从业者虽然懂得复杂的分析方法，但缺乏医学知识，很难找到真正有价值的医学问题，并且拿不到真实世界数据。因此，由于数据共享限制与跨学科交流障碍，很多数据的价值并没有得到充分挖掘。要想充分挖掘健康医疗大数据的价值，需要由掌握医疗数据并且具备数据素养的临床医生率先发现临床上迫切需要解决的医学难题，并通过与数据科学家合作一同寻求问题的解决方案。高效沟通是跨学科研究成功的关键，如果临床医生不了解数据科学中的基本术语与基本原理，医学领域与数据科学领域的学科鸿沟将持续作为健康数据科学研究中的主要阻碍之一。

四、小结

本节从疾病预防、诊断、管理和科学研究四个方面展望了人工智能在肾脏疾病领域的应用前景与价值，以及面临的困难和挑战。随着医疗数据的多元化、海量化以及人工智能技术的进步，肾脏疾病的防治将更加智能、精准，科学研究的进行将更加高效，这些也将帮助肾脏疾病患者改善预后、提升生活质量。与此同时，仍然需要不断克服数据质量与算法公平性、可解释性等方面的困难。最后，希望更多医学、计算机等不同

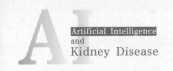

领域的专家和学者加强交流和合作，共同推动人工智能技术在肾脏疾病领域的创新与应用。

（王福琳，温丰羽，张路霞）

参考文献

[1] SANMARCHI F，FANCONI C，GOLINELLI D，et al. Predict, diagnose, and treat chronic kidney disease with machine learning: a systematic literature review[J]. J Nephrol, 2023, 36(4): 1101-1117.

[2] HUANG C，CLAYTON E A，MATYUNINA L V，et al. Machine learning predicts individual cancer patient responses to therapeutic drugs with high accuracy[J]. Sci Rep, 2018, 8(1): 16444.

[3] TREBESCHI S，DRAGO S G，BIRKBAK N J，et al. Predicting response to cancer immunotherapy using noninvasive radiomic biomarkers[J]. Ann Oncol, 2019, 30(6): 998-1004.

[4] BARBIERI C，MOLINA M，PONCE P，et al. An international observational study suggests that artificial intelligence for clinical decision support optimizes anemia management in hemodialysis patients[J]. Kidney Int, 2016, 90(2): 422-429.

[5] RASHIDIAN S，WANG F，MOFFITT R，et al. SMOOTH-GAN: towards sharp and smooth synthetic EHR data generation[C]//Artificial intelligence in medicine: 18th international conference on artificial intelligence in medicine, AIME 2020, Minneapolis, MN, USA, August 25-28, 2020, Proceedings. Cham: Springer Cham, 2020: 37-48.

[6] JUMPER J，EVANS R，PRITZEL A，et al. Highly accurate protein structure prediction with AlphaFold[J]. Nature, 2021, 596(7873): 583-589.

[7] MORLEY J，DEVITO N J，ZHANG J. Generative AI for medical research[J]. BMJ, 2023, 382: 1551.

01101001 0 01101001 01110011
0110010101 01100101011001001
110101011111010101110011
0110010001 01100100011001010
01101001 0 01101001 0111001

第五章

人工智能及相关技术的未来展望

第一节　大数据、云计算、区块链与隐私保护

随着信息技术在计算能力、数据存储、网络传输等方面的不断发展，传统的数据分析技术已经无法满足海量数据的分析与处理需求。因此，大数据的概念应运而生。它不仅对数据驱动的人工智能技术产生了深远影响，也在隐私与安全方面提出了新的挑战。本章将简单介绍大数据、云计算、区块链与隐私保护等 AI 相关技术之间的联系（图 5-1-1），并探讨和展望 AI 技术的未来发展。

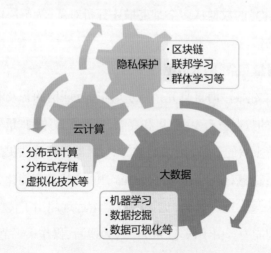

图 5-1-1　大数据与云计算、隐私保护等技术相互依存

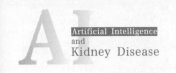

一、大数据——推动智能化时代发展的关键

随着科技的不断进步和各行业数字化的加速转型，大量的数据被产生、收集和存储。这些数据涵盖了各个领域，包括商业、科学、医疗、社交媒体等。大数据不仅仅是数据量的简单积累，更重要的是通过数据分析与信息挖掘，揭示数据中隐含的模式、趋势与关联性。

大数据通常具有"多源异构""海量冗余""实时可变"等特性，这些特性不仅增加了数据的分析难度，也是大数据具有研究价值的根本原因。大数据应用由 AI 模型或算法驱动，由云计算提供算力与平台支持。同时，大数据应用也带来了隐私保护的需求，个人的敏感信息可能会被滥用或泄露，从而产生严重的后果。因此，用户的隐私保护也是一项重要的挑战。

（一）"多源异构"的大数据

首先，大数据的核心特征是"多源异构"。受采集方式、采集地点等因素的影响，采集到的数据可能来自多个数据源，并且为不同类型的数据。按照数据的存储形式，可以分为：①结构化数据，如以表格形式存储的临床队列数据；②半结构化数据，如系统日志文件、数据交换格式文件（如 XML、JSON 等）；③非结构化数据，如文本、影像、生理信号数据等。这些"多源异构"的数据从多个维度描述分析对象，为解决应用问题提供了更加全面的信息。

（二）"海量冗余"的大数据

其次，大数据是"海量且冗余"的。随着互联网的普及和物联网的快速发展，大量的数据被产生、收集和存储，实现了数据的"量变"到"质变"。大数据蕴含着宝贵的信息，可以通过 AI 与机器学习算法提炼有价值的统计学规律，或挖掘数据中更深层次的模式和关联，为智能化分析与预测提供更强大的决策支持。然而，庞大的数据量远远超出了传统数据库和信息系统的处理能力。由于误差、异常、人为遗漏、操作不规范等原因，导致采集数据中通常存在影响数据分析结果、冗余的噪声数据（noisy data）。

（三）"实时可变"的大数据

最后,大数据还表现出"实时可变"的特征。大量的实时数据不断被记录,形成时间序列或队列数据;绝大多数的数据记录了相关事件发生、状态变化的时间以及交互信息,它们对于应用的实时决策和响应至关重要。

除了以上通用的特征外,健康医疗大数据还具有隐私性与缺失性等特有的性质。上述所有特性为大数据的应用提供了丰富的数据资源和更全面的视角,为智能化系统的智能决策提供了源源不断的数据驱动力。

二、云计算——灵活的资源配置与管理

大数据具有上述复杂的特性,极大地增加了数据管理、数据存储以及数据分析利用的软件与硬件成本。为此,云计算应运而生——它是一种共享、分布式数据管理技术,为大数据的资源分配、分析与存储提供支持,其按需分配的管理模式极大地降低了运营成本。

云计算的基础架构由多个云数据中心组成。云数据中心是由大量本地与异地部署的物理服务器、硬件存储资源以及网络设备构成的数据处理和存储中心。通过高速的网络互联,使云数据中心成为统一的分布式计算资源,大大提升了灾后数据恢复的可能性。这种安全可靠、敏捷灵活的分布式架构可以根据用户需求进行资源动态分配和管理,包括可扩展的计算能力、存储及网络资源。

此外,云计算将数据分布在多个分布式存储节点,通过数据冗余和容错机制,以确保数据可靠性。常见的分布式存储系统包括分布式文件系统(如 Hadoop HDFS)和对象存储系统(如 Amazon S3)。

（一）云计算的服务模型

云计算的服务模型是基于云计算基础架构提供的不同层次的软硬件资源。常见的服务模型如下。

1)基础设施即服务(IaaS):提供基础设施层面的服务,包括虚拟化

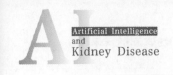

计算、存储和网络资源。

2）平台即服务（PaaS）：提供应用开发与部署的平台，使开发者可以不了解底层基础设施细节，只专注于应用程序的开发和部署。

3）软件即服务（SaaS）：提供基于云的软件应用程序，用户可以通过网络来访问和使用这些应用程序，无须在本地安装和管理软件。

这些云计算的服务模型为用户提供了不同层次的管理能力，使其能够根据自身需求选择合适的服务模型，快速构建和部署应用程序。

（二）云计算的弹性扩展

云计算的自动化管理提供了资源监测、调度和分配机制，可以根据需求动态调整资源配置。通过监测关键指标，如负载、响应时间和资源利用率，自动触发资源扩展或收缩操作。当访问或业务量增加时，云计算平台自动增加计算、存储或网络资源，以满足业务需求；当需求减少时，云计算平台自动减少分配到的资源，来降低运营成本。此外，一些企业级云平台还提供基于机器学习的预测性分析工具，来帮助用户预测资源需求，提前调整资源配置。

（三）虚拟化技术

虚拟化技术在云计算中同样起着关键作用，它提供了一种名为"容器"的轻量级、可移植、可扩展的方式来部署和管理云应用。其核心概念是利用操作系统的内核虚拟化功能，实现物理服务器的计算、存储和网络等资源在"容器"中的隔离与共享，使云计算环境更为灵活和高效。每个"容器"都在独立的用户空间中运行，可运行独立的应用程序和操作系统，并与主机操作系统共享操作系统内核。这些特性使"容器"在启动时间、资源利用率和性能方面表现得更为出色。

总之，云计算基础架构是支撑云计算环境的关键。不同的服务模型、资源的弹性扩展与虚拟化技术为用户提供了灵活的资源配置和管理。同样，云计算也带来了诸如隐私保护等问题。由于用户的敏感数据存储在云端,用户往往失去了对自己数据的控制权。此外,云计算平台本身可能成为攻击的目标,一旦被攻破,可能会泄露用户数据。

三、区块链与隐私保护——提升数据共享的安全性

区块链(blockchain)技术是一种可以满足大数据在隐私保护方面需求的解决方案,它是一种分布式数据库技术,用于记录和存储数据。依靠去中心化、操作留痕与不可篡改等特点,区块链可确保数据透明性和安全性。每一位参与者都可以查看并验证数据的完整性,且数据的修改需要经过共识才能达成。这种特性使得区块链在隐私保护方面,尤其是处理金融交易和个人隐私数据时具有优势。

区块链是由多个数据块组成的链式结构,每个数据块中包含数据记录以及相关的元数据和哈希值。其核心特点包括去中心化、可信任性和不可篡改性。去中心化指的是区块链的数据存储和管理不依赖第三方机构,而是由网络中的节点共同维护和验证。可信任性是通过共识机制和加密算法来确保区块链数据的一致性和安全性,且每一位参与者都可以验证和审查区块链中的数据和交易。不可篡改性是指一旦数据被记录在区块链上,就无法被删除或篡改,确保了数据的完整性和可靠性。

概括来讲,区块链是一种去中心化的、可信任的、不可篡改的分布式数据库技术,通过链式结构、共识机制和加密算法等技术手段,保证数据的一致性和安全性,实现了可信任的数据交换和共享。

(一)区块链技术原理与应用场景

区块链技术的核心原理是将数据记录在称为区块的数据结构中,并通过加密和链接的方式形成一个不可篡改的链式结构。

区块链技术具有广泛的应用场景,尤其是为加密货币提供去中心化、匿名性和安全性保障。此外,区块链还可以应用于供应链管理、数字资产交易、智能合约等领域。在医疗记录管理方面,可实现医疗数据的

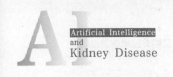

安全存储和授权共享,促进医疗信息的互操作性,为数据交换和隐私保护提供支持。

然而,区块链技术目前仍面临一些挑战。第一,为了应对大规模的数据处理需求,区块链的性能和扩展需要进一步提高。第二,隐私保护相关法律和政策也需要进一步完善,以确保个人数据安全、合法使用。总之,区块链技术以其去中心化、共识机制和加密算法等特点,正在为更多领域带来巨大的行业变革。

(二)联邦学习——保护数据隐私的合作学习模型

类似地,联邦学习是一种将机器学习算法、区块链和加密技术相结合、注重数据隐私保护的合作学习方法。各个参与者可以在不共享隐私数据的前提下,共同构建机器学习模型。

其核心思想包括:允许参与者在本地设备上训练模型,并通过加密和安全聚合的方式将模型的更新信息传输给中央服务器;中央服务器接收到参与者加密的更新信息后,执行聚合操作,将不同参与者的更新信息合并为更新的全局模型;更新的全局模型参数将发送给每个参与者,由参与者对本地模型进行更新,并不断重复本地模型训练和全局模型更新的过程。这种方式只有模型参数的更新信息在参与者之间进行传输和共享,因此保护了原始数据的隐私。

通过联邦学习,不同的医疗机构可以共同训练疾病预测模型,而无须共享患者的敏感数据。总而言之,联邦学习是一种保护数据隐私的合作学习模型,通过在分布式环境中进行本地训练和安全聚合,实现模型的协作更新。

(三)群体学习——推动多方合作的精准医学发展

群体学习(swarm learning)是被 *Nature* 封面报道的一种去中心化的机器学习方法,它将边缘计算、区块链等技术相结合,来构建适用于多中心数据的多源临床数据分析模型与应用,进而加快精准医学的发展。

新加入群体学习网络的参与者可通过区块链智能合约进行注册、获取模型,并训练本地模型,直到训练结果满足预定义的同步条件。之后,各参与者通过应用编程接口(API)来互相交换本地模型训练的参数,并在新一轮训练开始之前,合并创建一个统一的、具有最新参数设置的机器学习模型。

综上所述,区块链技术作为一种有潜力的解决方案,可以建立大数据应用与数据协作共享需求之间的信任,但仍需进一步发展和完善。同时,相关的法律和政策建立也需要跟进,以确保用户数据与隐私安全。只有在技术、规范和政策的共同努力下,大数据、云计算和区块链等技术才能更好地为人工智能的发展和社会的进步作出贡献。

四、人工智能技术的未来

当下,AI 技术正在智能化社会、智慧医疗、教育、金融、工业与艺术创作等领域展现出巨大的潜力。然而,AI 技术在诸多领域仍然具有极大的发展空间。以下是目前较为热门的几个研究方向,包括强化学习、可解释性人工智能、人机协作和多模态通用大模型等(图5-1-2)。

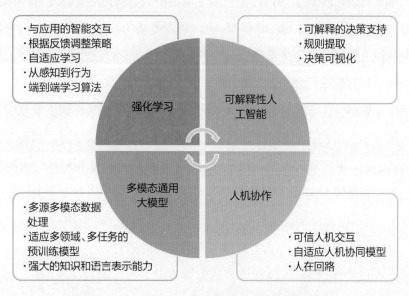

图 5-1-2　未来人工智能技术发展的主要方向

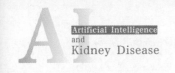

（一）强化学习——智能系统的自主学习能力

强化学习（reinforcement learning）是一种通过智能体与应用交互学习来改进 AI 决策的方法。其核心思想是智能体通过尝试不同的决策，根据应用的反馈来调整策略，从而实现目标的累积奖励最大化。它可以让智能体在没有指定明确规则的情况下，主动探索如何完成特定任务，使智能体在不断变化的复杂环境中自主学习。强化学习在游戏、机器人控制、自动驾驶等领域均取得了重大突破。代表性应用是超越人类职业围棋选手的 AI 程序 Alpha Go。然而，强化学习需要大量的数据、计算能力与训练时间来生成模型，并且其决策过程通常难以理解。

未来，强化学习有望进一步发展，实现更高级别的自主学习能力。此外，多智能体强化学习将推动智能体之间的协作，进一步拓展强化学习的应用领域。

（二）可解释性人工智能——解析"黑盒"模型的决策过程

在智能医疗与辅助决策等领域，可解释性人工智能（explainable artificial intelligence，XAI）也是目前主流的研究方向之一。深度神经网络等 AI 模型常被称为"黑盒"模型，可以处理复杂的数据模式，并且拥有强大的泛化性能，但是通常难以解释其决策过程和推理逻辑，因而极大地限制了它们的应用场景。

可解释性人工智能旨在使人类专家能够理解智能系统的决策原因和依据。通过可视化、规则提取、注意力机制等方法，揭示模型内部的工作方式，帮助用户理解模型的决策过程，并对其进行验证和解释。可解释性人工智能不仅有助于提高模型的可靠性和可信度，还有助于满足监管要求、遵循伦理标准，并促进 AI 技术被更广泛地接受和应用。

（三）人机协作——人工智能与人类智能的融合

人机协作也是 AI 领域重要的发展方向之一。通过将 AI 技术与机器、设备相结合，可以创造出更加智能和高效的工作方式。基于 AI 的智能机器可以承担繁重、重复和危险的任务,提供决策支持和自动化辅助,并按照人类的要求进行操作。人类可以对机器产生的结果进行调整,形成一个闭环的协作模型,即人在回路(human-in-the-loop)。

　　未来,人机协作将在更多领域得到更广泛的应用。例如,在健康医疗领域,AI 可以辅助医生进行疾病诊断和治疗规划;在教育领域,智能教育系统可以根据学生的特点和需求,提供个性化教学和指导;在工业生产中,智能机器人可以与人类工人协同工作,提高生产效率和安全性。

(四)多模态通用大模型

　　随着多源异构数据的显著增加,单模态数据分析模型往往无法充分利用不同类型的数据,因此,多模态通用大模型应运而生。它指可以同时处理多种类型数据(如表格、文本、图像、视频、语音、生理信号等多源异构数据)的通用 AI 模型。

　　多模态通用大模型结合了自然语言处理、计算机视觉和语音识别等技术,实现跨模态数据信息融合。其多模态信息处理能力将推动 AI 在智能问答、艺术创作、自动驾驶、虚拟现实等领域的应用,并在人机交互和信息理解方面取得更大的突破。

　　综上所述,人工智能的未来不单单局限于上述亟待解决的关键技术,不同技术的不断演进将为人工智能的应用带来更多的可能性,促进智能化时代的创新与发展。

(郝建国,张路霞)

第二节　智能机器人与元宇宙

一、智能机器人

(一)智能机器人的概念、特征和应用

智能机器人(intelligent robot)是一种人工智能技术应用的代表,是集

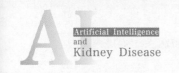

成了人工智能技术的机器人系统。智能机器人的起源可以追溯到 20 世纪初期，捷克斯洛伐克剧作家卡雷尔·恰佩克在其剧作《罗素姆的万能机器人》中首次提出"机器人"这一词汇。到了 20 世纪 50 年代，乔治·德沃尔发明了第一台工业机器人的原型 Unimate #001。20 世纪 60 年代，Unimate 系列开始在生产线上工作，同时传感器开始应用于机器人领域。1966 年，斯坦福大学研究所人工智能研究中心开始研制世界上第一台具有自主移动能力的机器人——Shakey。20 世纪 70 年代，日本早稻田大学研发了 WABOT-1，其被视为首个完整的人形机器人。20 世纪 80 年代，机器人开始具备基本的视觉和声音识别能力。20 世纪 90 年代则见证了机器人技术与多种传感器和执行器的集成，并能够进行基本的交互，而 HONDA 的 ASIMO 机器人实现了对人类双足行走的模仿。21 世纪初，人工智能与机器人技术深度融合，产生了如 Boston Dynamics 的 BigDog 和 Atlas 等具备高度自主与适应性的智能机器人。当下，智能机器人已经成为一个在感知、思维及效应方面全面模拟人的机器系统，它可以代替人类在各个领域大展身手，目前已在全球得到了广泛应用。根据应用领域的不同，目前智能机器人可分为工业机器人、行业应用服务机器人及个人/家用机器人三类。

智能机器人，作为现代机器人技术的前沿，与早期传统机械式或简单编程式机器人相比具有明显区别，其特征体现在多个方面。首先，它能够根据接收到的信息自主作出决策。这种决策是基于它们之前积累的经验和通过算法优化的策略作出的。智能机器人除了从历史数据中学习，还能在执行任务的过程中不断优化自己，以提高效率。这种适应性意味着它们可以在多种不同的环境和条件下工作，为各种应用场景提供解决方案。其次，智能机器人的感知能力也得到了显著提升。通过整合视觉、听觉、触觉等多种传感器，它们能够更加全面和准确地捕捉外部信息。例如，具有高级视觉识别系统的机器人可以识别物体、人脸或特定手势,使其与人类的交互更为自然和直观。这种高度的交互性不仅局限于简单的命令执行,有些先进的机器人甚至可以模拟人类的情感反应,例如显示"高兴"或"沮丧"的表情。对于复杂任务,智能机器人凭借其并行计算能力,能够迅速处理众多信息,对外部环境作出即时反应。最后,智能机器人的设计均为模块化,以便于在未来进行升级和扩展,这使它们能够适应技术的持续发展和日益变化的需求。

　　智能机器人代表了机器人技术的新篇章,它们不仅具有高度的自主性和适应性,而且能够与人类更为紧密地合作。实际上,智能机器人正在成为我们生活中的一部分,在现实世界中的应用场景越来越广泛,涵盖了医疗保健、工业制造、家庭服务等多个领域(图 5-2-1)。随着技术的进步,智能机器人正朝向更加智能化、高效化、人性化的方向发展,这意味着它们能够更好地理解人类的意图,更加准确地执行任务,并在多种情境下为用户提供个性化服务。从长远来看,这些技术进步不仅将改变产业的生产方式,还将为我们的日常生活带来深远的影响。

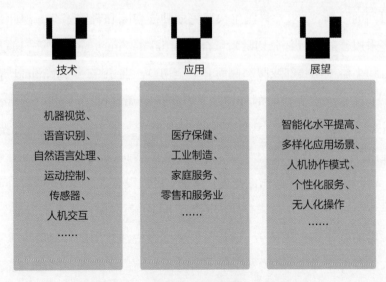

图 5-2-1　智能机器人的技术、应用与展望

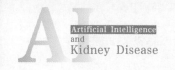

例如,在医疗康复领域,外科手术机器人可以精确操控机械手臂和镜头,实现更加精准的手术操作。在工业制造领域,智能机器人能够根据环境变化调整程序,执行复杂装配任务,提高生产效率和产品质量。如全球知名的工业机器人 ABB 机器人被广泛用于汽车、电子等制造业,进行焊接、装配、涂装等任务,并根据生产线的需求实时调整。在家居服务领域,服务机器人可以帮助人们居家生活,进行日常交流,提高生活质量。如由某公司生产的 Roomba 自动扫地机器人可以智能规划清扫路径,避免障碍物,并在完成清扫后自动返回充电站。此外,其他家居机器人,如 Companion 机器人,能够与老年人进行交互,提供陪伴和安全监测服务。

(二)智能机器人在肾脏疾病中的应用

智能机器人在医疗领域的应用与日俱增,特别是在涉及复杂和微创手术的肾脏疾病治疗中,其优势逐渐凸显。

这里以肾部分切除术(partial nephrectomy,PN)为例。PN 是肾脏手术中较为复杂的术式,包括分离、剪切、止血及缝合等,尤其是肾脏热缺血时间的限制,要求外科医生快速完成肿瘤切除和肾脏缝合。因此,早期多采用开放性肾部分切除术(open partial nephrectomy,OPN),通过摄像机和小器械在腹部或腹部侧面开一个切口。在 1993 年,Winfield 等学者第一次报道腹腔镜肾部分切除术(laparoscopic partial nephrectomy,LPN),即在腹部切几个小切口进行肾脏切除术。随着腹腔镜设备和技术快速发展,LPN 逐渐成为 PN 的主要术式。然而,此术式的学习曲线较长,无疑增加了外科操作的难度。另外,机械设备在手术中的抖动问题也难免会对外科操作带来一定的困难。同时,长时间操作手术设备会引起一定的肢体和视觉疲劳,这对需要高度集中注意力的外科医生来说,加大了其工作强度,可能发生手部抖动而影响手术质量。因此,较高的技术要求、长学习曲线、术者疲劳、器械末端抖动等问题,困扰着很多外科医生。随着智能机器人技术的发展,2004 年,Gettman 等学者第一次对机器人辅助肾部分切除术(robotic assisted partial nephrectomy,RAPN)进行了报道。一项荟萃分析显示,DA Vinci 手术机器人辅助的 RAPN 与OPN、LPN 相比,在手术参数、围手术期、肾功能、肿瘤诊断和生存结局等方面表现更佳。其优势表现在三维高清视野、过滤震颤、缝合、缩放调节动作、术者控制的第四机械臂辅助方面。具体来说,智能机器人在肾脏疾病治疗中提供了三维高清视野,确保了手术的精确性和稳定性,从而缩短手术时间和术后恢复时间,降低并发症发生风险。机器人技术还能过滤医生的手部震颤,增强微小区域的缝合能力,并通过集成的手术平台提高效率,同时还有助于降低医生物理疲劳,为肾脏疾病患者带来更安全、高效的治疗方案。

综上所述,智能机器人在肾脏疾病管理中可以成为关键参与者,为肾脏疾病管理提供一个全新的视角。它能够结合最新的技术和创新思维,为患者提供更安全、更有效的治疗方案,从而提高肾脏疾病治愈率。这证明了智能机器人在肾脏疾病管理中具有巨大的潜力。

二、元宇宙

(一)元宇宙的概念、特征和应用

元宇宙(metaverse)是虚拟世界的集合体,提供了一个沉浸式、交互式和持续在线的多用户环境。它的概念始于 20 世纪 80 年代的科幻文学,尼尔·斯蒂芬森的小说《雪崩》首次将 "metaverse" 这一概念引入公众视野。尽管当时这一概念仍旧停留在文学创作中,但其对一个全新、高度交互的虚拟空间的设想,已为未来技术的发展划定了方向。到了 20 世纪 90 年代,随着互联网和虚拟现实技术的快速发展,一些初级的元宇宙概念如虚拟社区和 3D 聊天室逐渐形成。21 世纪初,SecondLife 等虚拟世界平台的兴起为元宇宙的形成奠定了坚实的基础。近年来,科技巨头公

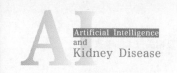

司如 Meta（原 Facebook）、Google 和 Microsoft 都已进军元宇宙领域。在
2021 年，百度宣布发布元宇宙产品"希壤"，"希壤"打造了一个跨越虚拟
与现实、永久续存的多人互动空间。该产品在视觉、听觉、交互三大方面
实现了技术创新突破。每一个用户都可以创造一个专属的虚拟形象，在
个人电脑、手机、可穿戴设备上登录"希壤"，进行听会、逛街、交流和看
展等。在 2022 年，Microsoft、Meta 以及其他竞相构建新兴元宇宙概念的
科技巨头成立了一个组织，其目的是促进元宇宙产业标准的制定，以便
这些公司新推出的数字世界能够相互兼容。

元宇宙，作为一个正在形成的、高度交互的虚拟空间，其特征已经在
多个领域和方面开始显现。首先，它无缝整合了虚拟现实（VR）、增强现
实（AR）和混合现实（MR）等技术，为用户提供了一种沉浸式体验。其
次，它不仅注重用户间的深度参与和互动，允许其在内部创造、交换和合
作，还建立了自身的经济模型，用户可以通过虚拟物品交易、土地买卖和
数字艺术品拍卖获得利润。加密货币和区块链技术的应用使得这些交易
变得透明、安全，同时也为元宇宙提供了一个去中心化的经济基础。最
后，元宇宙还展现了跨平台、开放性、可扩展性和持续演化的特征，期望
为用户带来连续的体验。但需要注意的是，元宇宙仍在变化中，未来它
将随技术进步和社会需求继续演变，从而带来更多的新特征。

元宇宙的应用领域广泛，包括医疗服务、社交娱乐、数字艺术等多个
领域（图 5-2-2）。元宇宙是一个数字化的虚拟世界，它具有多样化的技
术支持、开放的互操作性以及广泛的应用前景。随着技术进步和社会需
求持续演进，元宇宙将为我们打开一个全新的、充满无限可能的数字时
代大门。

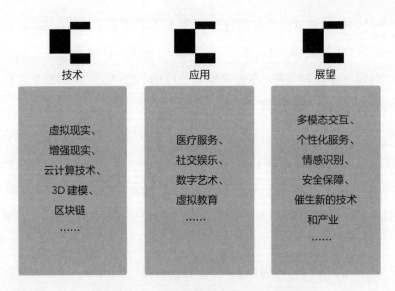

图5-2-2 元宇宙的技术、应用与展望

例如,在医疗服务方面,元宇宙可以提供逼真和安全的医疗模拟环境,帮助医生进行手术模拟和医疗培训。在虚拟社交方面,用户可以在虚拟空间共享经验和活动,与其他用户进行社交互动,参与各种社交和娱乐活动。以 VRChat 为例,这是一个允许用户创建和探索虚拟世界的社交 VR 平台,用户可以自定义自己的角色,与他人互动,参与各种活动和游戏。在虚拟教育方面,元宇宙可以提供更加直观和生动的教学方式,通过虚拟场景和虚拟角色进行教学,提高学生的学习兴趣和学习效率。如 VirBELA,它是一个为高等教育、企业培训和其他组织提供虚拟空间的平台,用户可以在该平台参与各种活动,如会议、培训和团队建设活动。

(二)元宇宙在肾脏疾病中的应用

作为一种新型的交互平台,元宇宙在肾脏疾病领域具有巨大的应用潜力。

以微创肾部分切除术前的临床病例讨论为例。在传统的手术培训

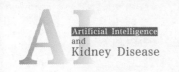

中,外科医生通常依赖于真实病例、尸体标本和模拟手术进行实践,这种方法不仅费时、费钱,还存在着一定风险。目前,伴随着三维虚拟模型(3D VM)不断快速发展,在医疗领域的应用不断增加,特别是在腹腔镜或机器人辅助肾部分切除术(LPN 或 RAPN)方面,能够为医生提供患者解剖结构最真实的表现。这些模型丰富了数学工具,可以演示不同的肾血管灌注区域,克服了经验选择性钳制。然而,这些模型只能由外科医生和助手使用,不能在手术室外共享,这种局限性让知识与技术的传播受到限制。而元宇宙的发展提供了新的解决办法:在每次手术干预之前,外科医生都可以通过佩戴 VR 眼镜,让现实世界中距离遥远的不同参与者进入元宇宙的同一虚拟空间,并且具有自己的化身。医生的化身可以在虚拟空间中自由移动、讨论和分享信息,实时讨论临床病例和手术策略,并能同时与每个病例的 3D VM 进行交互。元宇宙的交互性和沉浸感使得每个人都能够更加集中精神地参与其中,从而提高了讨论的效率和质量。

元宇宙作为一种新型交互平台,具有充分的交互性和沉浸感,可以在肾脏疾病领域提供各种信息和服务,从而有助于改善患者生活质量。上述内容充分体现了元宇宙强大的应用价值。

三、未来展望

元宇宙作为一种新型交互平台,可以为智能机器人提供更加自然、智能的交互场景,二者相互结合能够创造更丰富的交互体验。例如,当用户进入元宇宙的时候,他们可能首先会遇到一个沉浸式虚拟助手。这不仅仅是一个简单的信息查询工具,而是一个在元宇宙中具有视觉和语音交互能力的智能虚拟助手或数字化身。这样的交互方式使得用户能够像和真人交流一样与机器人沟通,让用户感受到更为自然的体验。另外,元宇宙还为智能机器人提供了复杂且多变的训练环境。在这样的环境中,智能机器人可以通过模拟各种真实场景,不断学习和进化,为未来的实际应用做好准备。而当这些训练数据与真实世界的传感器数据结合,智能机器人还可以在增强现实中与用户进行协作,为用户提供更为高效的交互体验。

在肾脏疾病领域,智能机器人和元宇宙的协同作用有望进一步为患者和医护人员提供全面的护理和支持。在信息咨询方面,元宇宙为患者构建了一个虚拟的健康信息中心,让他们能够在沉浸式环境中获取疾病知识和治疗方案。与此同时,智能机器人作为一个全天候的健康伙伴,确保了与患者的实时、个性化沟通。在手术治疗方面,元宇宙通过高度真实的 3D 肾脏模拟为医生提供了无风险的手术演练平台。而机器人技术则进一步完善了这一体验,通过提供准确的触觉反馈和数据分析,帮助医生持续优化和提高其手术技能。在患者管理方面,以用药为例,元宇宙能够为患者创设一个虚拟的健康助手,提醒他们遵循治疗计划。而智能机器人则负责在现实生活中监控患者药物服用,以确保治疗的连续性和安全性,并在出现危急情况时及时反馈,帮助患者更加安全地进行药物治疗,增强患者的自我管理能力。总之,智能机器人和元宇宙在肾脏疾病管理中协同发挥交互能力,二者均强调虚实结合的交互体验,可以提供全面的护理和支持。

展望未来,智能机器人与元宇宙的结合将推动医疗服务模式的深刻变革,它们代表了人工智能赋能医疗健康的新方向。在这个过程中,需要充分发挥人工智能交互技术的优势,以期为肾脏疾病管理带来更加智能化、个性化和可持续性的解决方案。

(唐功政,洪申达)

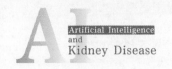

参考文献

[1] HAN J W, PEI J, TONG H. Data mining: concepts and techniques[M]. San Francisco: Morgan Kaufmann, 2022.

[2] DEEPA N, PHAM Q V, NGUYEN D C, et al. A survey on blockchain for big data: approaches, opportunities, and future directions[J]. Future Gener Comput Syst, 2022, 131: 209–226.

[3] YANG Q, LIU Y, CHEN T J, et al. Federated machine learning: concept and applications[J]. ACM Trans Intell Syst Technol, 2019, 10(2): 1–19.

[4] SUTTON R S, BARTO A G. Reinforcement learning: an introduction[M]. Massachusetts: MIT press, 2018.

[5] VILONE G, LONGO L. Notions of explainability and evaluation approaches for explainable artificial intelligence[J]. Information Fusion, 2021, 76: 89–106.

[6] SUN Z D, ZHU M L, SHAN X C, et al. Augmented tactile–perception and haptic–feedback rings as human–machine interfaces aiming for immersive interactions[J]. Nat Commun, 2022, 13(1): 5224.

[7] WANG G, BADAL A, JIA X, et al. Development of metaverse for intelligent healthcare[J]. Nat Mach Intell, 2022, 4(11): 922–929.

[8] CUTLER D M. What artificial intelligence means for health care[J]. JAMA Health Forum, 2023, 4(7): e232652.